常见病
中医调治问答丛书

肩周炎

中医调治问答

总主编　尹国有　主编　魏景梅　张占生

 中国健康传媒集团

中国医药科技出版社

内 容 提 要

本书是一本中医调治肩周炎的科普书，以作者诊治肩周炎经验及患者咨询问题为基础，以肩周炎的中医治疗调养知识为重点，采用患者针对自己的病情提问题，医生予以解答的形式，系统地介绍了肩周炎的防治知识，认真细致地解答了广大肩周炎患者可能遇到的各种问题。其文字通俗易懂，内容科学实用，可作为肩周炎患者家庭治疗和自我调养康复的常备用书，也可供临床医务人员和广大群众阅读参考。

图书在版编目（CIP）数据

肩周炎中医调治问答 / 魏景梅，张占生主编 . — 北京：中国医药科技出版社，2022.1

（常见病中医调治问答丛书）

ISBN 978-7-5214-1965-8

Ⅰ.①肩⋯　Ⅱ.①魏⋯②张⋯　Ⅲ.①肩关节周围炎—中医治疗法—问题解答　Ⅳ.① R274.943-44

中国版本图书馆 CIP 数据核字（2020）第 155944 号

美术编辑　陈君杞
版式设计　也　在

出版　**中国健康传媒集团** | 中国医药科技出版社
地址　北京市海淀区文慧园北路甲 22 号
邮编　100082
电话　发行：010-62227427　邮购：010-62236938
网址　www.cmstp.com
规格　880×1230mm $\frac{1}{32}$
印张　8 $\frac{1}{4}$
字数　200 千字
版次　2022 年 1 月第 1 版
印次　2022 年 1 月第 1 次印刷
印刷　三河市万龙印装有限公司
经销　全国各地新华书店
书号　ISBN 978-7-5214-1965-8
定价　**32.00 元**

获取新书信息、投稿、为图书纠错，请扫码联系我们。

丛书编委会

总主编 尹国有

编　委（按姓氏笔画排序）

王治英　王振宇　朱　磊　李　广

李合国　李洪斌　张占生　张芳芳

陈丽霞　陈玲曾　孟　毅　饶　洪

徐　颖　蒋时红　蔡小平　魏景梅

本书编委会

主　编　魏景梅　张占生

编　委（按姓氏笔画排序）

　　　　刘仿访　李洪斌　蒋时红　管荣朝

前　言

　　人最宝贵的是生命和健康，健康与疾病是全社会都非常关注的问题，健康是人们永恒的追求。返璞归真、回归自然已成为当今的时尚。中医注重疾病的整体调治、非药物治疗和日常保健，有丰富多彩的治疗调养手段，采用中医方法治疗调养疾病，以其独特的方式、显著的疗效和较少的不良反应，深受广大患者的青睐。为了普及医学知识，增强人们的自我保健意识，满足广大读者运用中医方法治疗调养常见病的需求，指导人们建立健康、文明、科学的生活方式，我们组织有关专家、教授，编写了《常见病中医调治问答丛书》。《肩周炎中医调治问答》是丛书分册之一。

　　提起肩周炎，大家都不会陌生，因为在我们身边，有越来越多的人患有肩周炎。肩周炎全称肩关节周围炎，又称"五十肩""冻结肩""漏肩风"等，是以发生于肩关节周围软组织的无菌性炎症为病理基础，以肩部疼痛和肩关节运动功能障碍为突出表现的一种常见病。肩周炎多发于中老年人，肩关节疼痛不适，致使肩关节运动功能障碍，严重影响工作、学习和生活。近年来，随着手机、电脑等电子产品的快速普及，人们办公、生活方式的改变，除了中老年人，年轻白领一族的发病率也逐年增高。什么是肩周炎？肩周炎的发病原因有哪些？中医是怎样认识肩周炎的？中医治疗肩周炎的方法有哪些？……人们对肩周炎的疑问实在太多了。

本书以作者诊治肩周炎经验及患者咨询问题为基础，以肩周炎的中医治疗调养知识为重点，采用患者针对自己的病情提问题，医生予以解答的形式，系统地介绍了肩周炎的防治知识，认真细致地解答了广大肩周炎患者在寻求治疗调养肩周炎过程中可能遇到的各种问题。书中从正确认识肩周炎开始，首先简要介绍了肩周炎的发病特点、临床表现、分期分型、诊断与鉴别诊断，以及肩周炎的预防等有关肩周炎的基础知识，之后详细阐述了中医辨证治疗、单方验方治疗、中成药治疗，以及针灸、拔罐、熏洗、热熨、敷贴、按摩、饮食调养、运动锻炼、起居调摄等中医治疗调养肩周炎的各种方法。

书中文字通俗易懂，内容科学实用，所选用的治疗和调养方法叙述详尽，可作为肩周炎患者家庭治疗和自我调养康复的常备用书，也可供临床医务人员和广大人民群众阅读参考。需要说明的是，由于疾病是复杂多样、千变万化的，加之肩周炎患者个体差异和病情轻重不一，在应用本书介绍的治疗和调养方法治疗调养肩周炎时，一定要先咨询医生，切不可自作主张、生搬硬套地"对号入座"，以免引发不良事件。

在本书的编写过程中，参考了许多公开发表的著作，在此一并向有关作者表示衷心感谢。由于水平所限，书中不当之处在所难免，欢迎广大读者批评指正。

编　者

2021 年 9 月

目　录

第一章
正确认识肩周炎

第二章
中医治疗肩周炎

第三章
自我调养肩周炎

第一章
正确认识肩周炎

什么是肩周炎？怎样预防肩周炎？由于缺少医学知识，人们对肩周炎的疑问实在太多了，然而在看病时，由于时间所限，医生与患者的沟通往往并不充分，患者常常是该说的话没有说，该问的问题没有问，医生也有很多来不及解释的问题。本章讲解了什么是肩周炎、怎样预防肩周炎等基础知识，相信对正确认识肩周炎有所帮助。

01 肩关节的活动方式有哪些？活动范围有多大？

咨询： 我今年49岁，近段时间不仅左侧肩部疼痛不舒服，肩关节的活动功能也受到限制，梳头、穿衣、系腰带都感到困难，经检查被诊断为肩周炎。医生建议在外贴活血止痛膏的同时配合运动功能锻炼。我想了解一下：**肩关节的活动方式有哪些？活动范围有多大？**

解答： 您被诊断患有肩周炎，采取外贴活血止痛膏配合运动功能锻炼的方法治疗是不错的选择。您想了解肩关节的活动方式和活动范围。下面给您简单介绍一下，希望对您有所帮助。

肩关节是人体运动范围最大的关节，肩关节的运动可以是肩部各个关节的单独运动，也可以是共同的协调运动。提、举、推、拉、投掷等动作在上肢日常活动中最为常见，肩关节在这些活动中所起的作用与肘关节、腕关节及手一样，都处于十分重要的地位。

肩关节的活动方式主要包括内收、外展、前屈、后伸、内旋、外旋、上举、环转等，上举运动是在外展和前屈动作共同作用的基础上完成的，环转则是上述各动作的复合运动。

肩关节前上举的正常范围为135°~180°，其中在0°~90°范围内为前屈，超过90°时称为前上举，前上举需要在肩胛骨旋转和肩肱关节外旋的条件下才能完成。后伸的正常范围为

60°~70°。肩关节正常外展的范围为90°，在肩肱关节和肩胸关节共同作用时可超过90°，进行外上举活动时范围可达180°。肩关节的内收一般为45°，以一手过胸前，搭对侧肩部为度。肩关节正常外旋范围为45°，正常内旋范围为45°。

此外，由于肩关节是一个以球臼关节（肩肱关节）为中心的多关节运动复合体，所以肩关节可做前屈、后伸、外展、内收、内旋、外旋及上举运动的共同连贯动作，并可在不同轴向上进行360°范围的环转运动以及在不同方向做划弧运动。

02 如何测量肩关节的活动范围？

咨询：我今年44岁，患肩周炎已有一段时间，主要表现为左侧肩部疼痛，肩关节功能活动受限，梳头、穿衣、举手都感到困难，正在进行针灸治疗。我听说通过测量肩关节的活动范围可以了解肩关节的运动功能是否正常。我要问的是：如何测量肩关节的活动范围？

解答：肩周炎是一种以肩部疼痛和肩关节运动功能障碍为突出表现的常见病。正常肩关节的活动有一定的范围，正像您听说的那样，通过测量肩关节的活动范围可以了解肩关节的运动功能是否正常。要测量肩关节的活动范围，必须掌握正确的测量方法。

测量肩关节的活动范围时，要求受测者取站立位或端坐位，不要侧身或前屈，通常使用量角器进行测量。测量肩关节的前上举和后伸运动时，量角器的轴心放在肱骨头外侧体表的中心，一端与躯干平行，指向髂前上棘，另一端与上臂平行，指向肱骨外上髁。测量外展和内收时，量角器的轴心放在肱骨头后表面中心，一端与躯干平行，另一端与上臂平行。测量肩关节的内旋、外旋时，要求肘关节屈曲成直角，上臂紧贴体侧，量角器的轴心放在肘关节鹰嘴处，一端与身体垂直，另一端与前臂平行，当前臂在水平面上向外、内转动时，即为肩关节的外旋、内旋运动。

03 什么是肩关节的中立位、功能位和休息位？

咨询：我患肩周炎已有一段时间。自从患病后我特别关注有关肩周炎的防治知识，我知道肩关节在日常生活中发挥着重要作用，从报纸上看到肩关节有什么中立位、功能位和休息位，想进一步了解一下。请您给我讲一讲：**什么是肩关节的中立位、功能位和休息位？**

解答：正像您所知道的那样，肩关节在日常生活中确实发挥着重要作用。您想了解一下什么是肩关节的中立位、功能位和休息位，下面给您简要介绍一下，希望对您了解这方面的知识有所帮助。

所谓肩关节的中立位，也称为 0° 位，是肩关节前屈、后伸、外展、内收、外旋、内旋的基准，是指上肢自然下垂于身体两侧，肘部伸直，肌肉放松，肩胛骨轴线与身体冠状面约呈

30° 夹角，肩胛盂面向前外方，肱骨处于与重力线平行，或轻度内收或外展位置（一般内收或外展均小于 10°）。肱骨头内下缘与肩胛盂下缘的软骨和纤维盂唇相接触，完全放松时肩胛盂关节面约有 5° 的下倾角。

肩关节的功能位是指肩关节处于外展 45°~50°，前屈 15°~25°，内旋 25°~30° 的位置。肩关节的功能位在临床上常用于肩部手术后外固定。在肩关节融合术中，将肩关节固定于肩关节的功能位，患者利用肩胛骨与胸壁间的活动范围，基本上可以满足日常生活的要求，患侧手臂可以触到头面部及其臀部。

经典的肩关节休息位则是指固定上肢外展 60°，前屈 30°，屈肘 90° 的位置，常用于外伤和手术后肩关节的修复。

04 肩关节在日常生活中是怎样发挥作用的？

咨询： 我最近不仅左侧肩部疼痛不舒服，穿衣、举手也感到困难，今天到医院就诊，经检查被诊断为肩周炎。医生说肩关节在日常生活中发挥着重要作用，患肩周炎后肩关节的活动功能大受影响，应及早治疗。我要咨询的是：肩关节在日常生活中是怎样发挥作用的？

解答： 医生说得没错，肩关节在日常生活中发挥着重要作用，患肩周炎后肩关节的活动功能大受影响。提、举、推、拉、投掷等动作在上肢日常活动中最为常见，在这些日常活动中，肩关节的作用充分体现了其坚实的稳定性和灵活的活动性。下面分别以搬物和投掷两个日常动作来分析肩关节的作用。

搬物：双手在体前抱住重物进行搬运是最常见的日常活动之一。一般被搬运的重物位于肩关节以下，大多在髋关节水平，此时双肩关节的最大作用是充分地稳定双上肢。搬物时首先要保持双上肢与躯干的稳定，为了保持这种稳定，肩关节周围的肌肉，如前、后锯肌，斜方肌和胸大肌固定肩胛骨，同时肱二头肌与三角肌前部将肱骨上拉。重物在双手抱握把持稳定后，肩关节周围的其他肌肉，如冈下肌、背阔肌、肱三头肌和大圆肌、小圆肌进一步作用即可将重物搬起。

投掷：投掷活动是人体最为协调、最为优美的动作之一，肩关节的活动是投掷动作中的重要组成部分。在下肢运动为躯干提供稳定的前提下，将要完成投掷动作的肩关节与上肢即以挥鞭状摆向体后，做好用力向前挥动前臂和手的准备活动。此时，肩胛骨依靠斜方肌和前、后锯肌固定在胸后壁上，并稍往上抬，为上肢杠杆提供稳定的基础。上臂的后摆由三角肌后部、背阔肌和冈下肌完成。随后，胸大肌与三角肌使肱骨前摆，由于有了上肢预先的后摆动作，胸大肌处于一个加强作用的有利位置。在前摆过程中，肱骨如同鞭柄，手与前臂随同前摆呈连枷样前挥，动量也由此从较重的躯干部位移至较轻的手部。这一由躯干到指尖的连续动作速度不断增加，肩部与较重的上臂也为投掷动作提供了动量，积聚的动量使手持物体飞快地投掷而出。在投掷过程中，肱三头肌可使前臂用力伸直并与大圆肌一起支持肩下部。在投掷将要结束时，肱三头肌等肩部肌肉剧烈离心收缩，以支持肩肱关节同时伸直肘部，完成类似刹车一样的动作。

除了上述搬物、投掷动作之外，在其余的许多日常活动中，肩关节也同样发挥着十分重要的作用。

05 肩关节周围为什么容易发生无菌性炎症？

咨询： 我近段时间总感觉右侧肩部疼痛不舒服，经检查被诊断为肩周炎。医生说肩周炎是以发生于肩关节周围软组织的无菌性炎症为病理基础，以肩部疼痛和肩关节运动功能障碍为突出表现的一种常见病。麻烦您给我讲一讲：肩关节周围为什么容易发生无菌性炎症？

解答： 肩关节周围的软组织容易发生无菌性炎症，其机制较为复杂，原因目前尚无明确的结论，根据大量的基础研究和临床观察，与以下因素关系较为密切。

（1）肱骨头的面积大于关节盂的面积，仅靠肩关节周围的韧带、肌肉和肌腱等软组织维持其关节的稳定，克服上肢的重力，所以这些软组织容易发生疲劳损伤而形成炎症变化。

（2）肩关节周围有众多的滑囊，如肩峰下滑囊、三角肌下滑囊、喙突下滑囊，以及肩胛下肌、胸大肌、背阔肌、大圆肌在肱骨大、小结节间沟两侧的滑囊等，这些滑囊容易受到外力的挤压、碰撞以及自身肌腱的磨损，使其润滑机制受到影响，因此也会发生慢性无菌性炎症。

（3）肩关节周围有较多且集中的肌应力点，形成帽袖状，如喙突为肱二头肌短头、喙肱肌、胸小肌的附着点，肱骨大结节为肩胛下肌、冈上肌、冈下肌、小圆肌的止点，这些部位容易受超强度外力的作用发生撕裂以及累积性疲劳而变性，继而容易发生无菌性炎症。

（4）结节间沟是三面骨性、一面韧带的骨－纤维管，肱二头肌长头肌腱在此管道中穿过，由于其运动频繁，易于摩擦损伤而变性，形成无菌性炎症。

（5）肩关节活动范围大而频繁，除工作、劳动需不断活动肩关节外，日常生活中也无时不在协调运动，比如刷牙、洗脸、梳头等。在手提重物和搬举重物时肩部软组织承受着主要重量，在写字时表面看肩臂不动，实际肩部的各肌群仍承担着伸屈不同的协调运动。工作、劳动和日常生活中肩关节频繁运动，使肩部软组织难免发生牵拉损伤和疲劳损伤，因而产生变性和退变，容易形成无菌性炎症。

此外，日常生活和工作中肩臂受风、寒、湿侵袭的机会也最多，比如淋雨时肩部被淋湿透，夜晚睡觉时肩部经常裸露于被子外而受到寒凉的刺激等。风、寒、湿的刺激会使肩部软组织的血管收缩，血液循环障碍，如此长期的累积性伤害，最终极易引发无菌性炎症。

06 什么是肩周炎？哪一侧肩关节容易发生肩周炎？

咨询： 我今年 47 岁，最近不仅左侧肩部疼痛，肩关节的功能活动也受到限制，穿衣、系腰带都感到困难。今天我到药店咨询，药师说可能是肩周炎。我第一次听说肩周炎，想进一步了解一下。请您告诉我：<u>什么是肩周炎？哪一侧肩关节容易发生肩周炎？</u>

解答： 肩周炎全称肩关节周围炎，是以发生于肩关节周围软组织的无菌性炎症为病理基础，表现为肩部疼痛和肩关节运动功能障碍症候群的一种疾病。

确切地讲，肩周炎并非单一病因的疾患，广义的肩周炎应包括肩峰下滑囊炎、冈上肌腱炎、肩袖损伤、肱二头肌长头腱炎及其腱鞘炎、喙突或喙肱韧带炎、肩周炎、肩锁关节炎、肩峰下撞击综合征等多种疾病。根据不同的发病部位及病理变化，肩周炎可以分为肩关节周围滑囊病变，肩肱关节腔病变，肌腱、腱鞘的退行性病变，以及其他肩关节周围病变 4 类。肩关节周围滑囊病变包括滑囊的渗出性炎症、黏结、闭塞及钙化等病理变化，较多见的部位有肩峰下滑囊、三角肌下滑囊及喙突表面的滑囊等；肩肱关节腔病变主要是指肩周炎或继发性粘连性关节挛缩等，早期均可有关节腔内的纤维素样渗出，晚期出现关节腔粘连、容量缩小；肌腱、腱鞘的退行性病变包括肱二头肌长头腱炎及腱鞘炎、冈上肌腱炎、钙化性肌腱炎、肩袖损伤、肩峰下撞击综合征等；其他肩关节周围病变还有喙突炎、肩纤维组织炎、肩锁关节病变等。

临床上最常见的肩周炎类型是肩周炎、肱二头肌长头腱炎及腱鞘炎、喙突炎、肩袖损伤、肩峰下滑囊炎、钙化性肌腱炎等，人们还习惯将肩周炎视为狭义的肩周炎。狭义的肩周炎也就是所谓的"冻结肩""肩凝症"，指肩关节周围广泛的无菌性炎症、疼痛、粘连和运动功能障碍为主要症状的一种疾病，因具有肩肱关节各方向上的主动运动和被动运动明显受限，并伴有肩部疼痛的特点，仿佛被冻结或凝固而被形象命名。

有关资料表明，双侧肩关节肩周炎的发生率并没有显著差异，但如仔细分析肩周炎中不同病种的发病情况，发现左右两侧有所不同。肩峰下撞击综合征和肩袖损伤撕裂这两种疾病右侧肩关节的发病率较高，这可能与右肩活动较多、容易损伤有关。而冻结肩的发病率左侧较高，这可能与左肩活动相对较少有关。

07 肩周炎有哪些名称？

咨询：我今年42岁，患肩周炎已有一段时间，不仅左侧肩部疼痛不舒服，肩关节的功能活动也受到限制，穿衣、洗脸、举手都感到困难，正在外贴肩痹膏治疗。我听说肩周炎也叫"五十肩""漏肩风"等，有很多名称。请问：肩周炎有哪些名称？

解答：这里首先告诉您，肩周炎确实有很多名称。肩周炎是一种以发生于肩关节周围软组织的无菌性炎症为病理基础，表现为肩部疼痛和肩关节运动功能障碍症候群的一种常见疾病，在病变过程中，累及较多的组织结构，并且发病初期和后期表现出不同的临床特点，所以诊断命名比较复杂，有根据其病因命名者，有根据病理变化命名者，也有根据发病特点命名者，更有根据不同病程的临床表现命名者。

最早以"肩关节周围炎"命名本病的是法国医生杜坡莱。1872年，杜坡莱通过临床观察发现，肩痛及肩关节运动受限的病理变化主要是肩峰下滑囊的炎症、变性、粘连等，是盂肱关节以外的组织炎症，因此提出以"肩关节周围炎"命名本病。1934年，美国著名肩关节外科专家考德曼把非损伤性肩痛症伴肩关节功能障碍者命名为"冻结肩"，并认为其病理变化包括冈上肌炎、肌腱袖炎、伴有或不伴有钙盐沉着，肱二头肌长头腱滑囊的变化，肩峰下滑囊的炎症及粘连等，从而更加完善了肩周炎的诊断和分类。

除了以上所述之外，有学者根据病变关节腔亦受累缩小及粘连等命名为"肩关节周围粘连症""粘连性关节囊炎""疼痛性肩挛缩症"等。也有学者根据其病变与肩关节周围滑囊有关而命名为"粘连性滑囊炎""闭塞性滑囊炎"等。根据其病变主要与肩周肌腱及腱鞘炎症有关，也有学者命名其为"肱二头肌长头腱炎""粘连性腱鞘炎""冈上肌腱炎""钙化性肌腱炎""退行性肌腱炎""肩袖炎""疼痛弧综合征"等。

中医学将肩周炎归属于"痹证"的范畴，认为其发病主要与风寒湿邪之侵袭有关，临床主要表现为"肩痛累月，肩关节如胶连接不能举"，也称"冻结肩""肩凝症""漏肩风"等。

08 肩周炎为什么也称"五十肩" "冻结肩""肩凝症""漏肩风"？

咨询： 我最近总感觉左侧肩部疼痛不舒服，肩关节的功能活动也受到限制，刷牙、穿衣都感到困难，经检查被诊断为肩周炎。我听说肩周炎有很多名称，也称"五十肩""冻结肩""肩凝症""漏肩风"。请问：**肩周炎为什么也称"五十肩""冻结肩""肩凝症""漏肩风"？**

解答： 确实像您听说得那样，肩周炎有很多名称，有"五十肩""冻结肩""肩凝症""漏肩风"等多种称谓。肩周炎好发于50岁左右的人，也就是说越接近50岁的人越容易患此病，一般发病年龄在45~55岁，小于40岁或大于60岁者也有发病但较少，即使患了本病一般也较轻，治疗也较容易，因此肩周炎除了在起病原因和临床症状特征上表达了病名的称谓之外，还有一个充分显示其好发年龄的名称——"五十肩"。

"冻结肩""肩凝症"是肩周炎较为形象的病名，因患病以后，肩关节不能运动，仿佛被冻结或凝固而得名。从字面上理解，就是肩关节犹如"冻结""凝结"一般不能动弹了。许多患者在得了肩周炎以后，十分烦恼，因为胳膊抬不起来，伸展不开，穿衣、梳头、提裤、掏兜、系扣等日常生活动作都十分困难，工作中也会因为肩关节严重的运动功能障碍而出现诸多不便。一旦由于长期运动障碍而产生三角肌等运动肌肉的废用性萎缩，便进一步加重了肩关节"凝结"的程度。

之所以肩周炎还叫"漏肩风"，不仅因为肩周炎的发生与风寒湿邪的侵袭有关，同时患有肩周炎者，常自觉有冷气进入肩部，也有的患者感觉有凉气从肩关节内部向外冒出，患本病时患者常感觉到夜晚睡觉时被子盖不严，总是有风，而且肩关节疼痛也较重，故肩周炎也被称之为"漏肩风"。

09 肩周炎的发病原因有哪些？

咨询： 我今年49岁，最近总感觉左侧肩部疼痛不舒服，肩关节的功能活动也受到限制，刷牙、举手、系腰带都感到困难，今天到医院就诊，经检查被诊断为肩周炎，听说肩周炎的发病原因是多种多样的。麻烦您给我讲一讲：肩周炎的发病原因有哪些？

解答： 引发肩周炎的病因确实是多种多样的，这当中既有退行性病变、外伤制动、慢性劳损、内分泌紊乱的作用，也有受凉、心理因素等的影响。

（1）退行性病变：肩关节本身退行性疾病，尤其是局部软组织退行性改变，可由于疼痛限制肩关节运动造成肩周炎。中老年人机体各种功能逐渐衰退，肌肉韧带松弛，骨质疏松，血液循环、新陈代谢逐渐衰减，肩部肌肉、肌腱、韧带发生老化、钙化，适应能力减退，失于弹性和韧性，肩袖滑膜面的部分纤维发生断裂、磨损、破碎、出血、粘连，肩关节囊可发生损伤、机化、粘连、挛缩，肩峰下滑囊壁增厚，囊内滑液分泌减少，从而产生粘连性滑膜炎或肌腱炎等肩周软组织的无菌性炎症，致使肩部功能障碍和疼痛。

（2）外伤制动：肩部的各种压伤、拉伤、挫伤等诸多外伤，使肩部肌肉、韧带等产生部分断裂，组织间出血，断裂在修复过程中可产生瘢痕、粘连，因失治、误治或由于出血过多使组织间机化、粘连，产生无菌性炎症，肌肉、肌腱、关节囊挛缩，肩部运动功能障碍。外伤后肩关节的活动减少，尤其是上肢长期靠在身旁，垂于体侧，被认为是肩周炎最主要的发病因素。制动一般发生在外伤或手术之后，不仅肩部或上臂骨折、外伤后过久地不适当制动可造成肩周炎，而且有时甚至因为前臂、腕部骨折后应用颈腕吊带悬吊，或是胸部石膏固定等原因减少了肩关节的活动，也可造成肩周炎。

（3）慢性劳损：肩关节长年累月的积劳损伤或姿势不良等，超过肩部肌肉、肌腱等软组织的耐受范围，产生肌肉、肌腱、韧带纤维微量多次的断裂和出血，逐渐形成肩关节周围软组织的无菌性炎症、粘连和挛缩，致使肩部疼痛和功能障碍。相当多的肩周炎患者发生于手工作业、伏案久坐等具有不良姿势的职业，而且过度胸椎后突（驼背）的患者明显地容易患肩周炎，这可能是由于长期的不良姿势或姿势失调造成了肩胛骨的倾斜，肩峰和肱骨也因不正常的应力而发生位置改变，逐渐形成肩袖损伤，潜在地导致了肩周炎。

（4）内分泌紊乱：肩周炎多发生于 50 岁左右，超过这个年龄段发病率反而下降，肩周炎的症状与内分泌紊乱症状同时出现，部分还兼有围绝经期综合征的表现，而且患者不治经过

2 年左右多可自愈，也与绝经期内分泌系统紊乱通过自我调节趋于稳定一致，所以有人认为肩周炎由绝经期、老年期内分泌系统紊乱所致。糖尿病、甲状腺功能亢进或甲状腺功能减退等内分泌系统疾病也与肩周炎的发病关系密切，尤其是糖尿病合并肩周炎的发生率可达 20% 左右，从这一点来看，内分泌功能紊乱也可能是肩周炎的发病因素之一。

（5）受凉：受凉也是肩周炎发病的重要因素之一。肩部受凉使肩关节周围血流缓慢，肌肉紧张、痉挛，长期的肌肉痉挛致使代谢产物蓄积，营养不能到达而产生无菌性炎症，久之则形成肌肉、肌腱、韧带间的炎性粘连、挛缩，出现肩部疼痛、活动受限等。冬春季节肩周炎的发病率明显高于夏秋季，也间接地证明了寒冷是肩周炎重要的发病原因之一。

此外，邻近部位疾病的影响，如颈椎病、肺结核，免疫功能方面的改变，以及心理因素等，也与肩周炎的发病有一定关系。

虽然肩周炎的发病因素是多种多样的，但这些众多的发病因素却共同造成了肩关节软组织轻度的非特异性的炎性变化。肩关节内在病变、内分泌紊乱等是肩周炎发病的内在因素，外伤制动、姿势失调、受凉、心理因素等则常在内在因素的基础上起促发作用，临床上上述原因多合并出现，很少单一引起发病。

10 肩周炎的发病有什么特点？

咨询： 我今年 52 岁，患肩周炎已有一段时间，不仅右侧肩部疼痛不舒服，肩关节的功能活动也受到限制，正在进行针灸治疗。自从患病后我特别关注有关肩周炎的防治知识，听说肩周炎的发病有一些特点。麻烦您告诉我：<u>肩周炎的发病有什么特点？</u>

解答： 肩周炎是困扰中老年人的一种常见病、多发病。肩周炎虽不是什么大病，但给患者带来疼痛，致使肩关节运动功能障碍，严重影响着患者的工作、学习和生活。

肩周炎的发病确实有一些特点，概括起来主要有以下几个方面：其一，多发于中年以后，50~60 岁为发病高峰，40 岁以下者很少患此病；其二，女性患此病者较男性为多，男女发病的比例大约为 3：1，冬春两季为多发季节；其三，左侧发病相对较右侧多，发生于双侧的肩周炎约占总发病率的 12%，约 40% 的一侧肩周炎患者还会在 5~7 年内发生对侧的肩周炎；其四，起病缓慢，患者往往记不清具体发病的日期，而且常有几个月或一两年的病史。其五，尽管一个完整的肩关节运动主要由 4 个关节完成，即盂肱关节、肩锁关节、胸锁关节及肩胛胸壁关节，但肩周炎主要发生在盂肱关节。其六，肩周炎的临床表现为一种特殊的过程，即当肩关节的疼痛与活动受限达到某种程度之后，就不再继续发展，并且疼痛逐渐减轻以至消失，关节的活动功能逐渐恢复，但也有少部分患者不能完全恢复，这样的一种临床过程可持续数周至数年不等。

11 哪些外力损伤能导致肩周炎？

咨询：我今年38岁，平时搬东西较多，最近总感觉右侧肩部疼痛，肩关节的功能活动也受到限制，经检查被诊断为肩周炎。医生说外力损伤是引发肩周炎的重要因素，我的肩周炎与平时搬东西较多损伤肩部有关。我想知道：哪些外力损伤能导致肩周炎？

解答：这里首先告诉您，外力损伤确实是引发肩周炎的重要因素之一。肩关节活动范围大，运动灵活，能做内旋、外旋、内收、外展、前举、后伸和环转等各种动作，这些功能的实现必须依靠韧带、肌腱和骨骼肌的支持，由于肌肉、韧带的结构复杂，功能多种多样，肩关节活动时同一块肌肉往往同时受到几个不同方式作用力的叠加，使肌力矢量变化频繁，导致受损伤的机会较多。那么哪些外力损伤能导致肩周炎呢？就临床来看，超强度外力损伤、无备过载外力损伤以及慢性累积性疲劳损伤均是导致肩周炎发生的外力损伤因素。

（1）超强度外力损伤：超强度外力损伤是指瞬间内由于肩关节周围软组织受力超越了所能承受的负荷能力而引起的韧带、肌腱和肌纤维部分断裂或完全断裂，例如在搬举重物时肱二头肌和冈上肌受到冲击重力，肌腱和肌肉连接部位发生断裂或撕裂。老年人运动功能协调能力差，更容易造成牵拉损伤或对关节部位的挤压损伤。

（2）无备过载外力损伤：无备过载外力损伤是指在没有精神准备的情况下突然遭受过载外力的伤害。肩关节周围的软组织在突发的过载外力作用时，如果事先有精神准备，则不至于遭受损伤，在无精神准备时，则极易造成损伤。例如摔个跟头，重力并不很大，大部分人摔个跟头并不会造成明显外伤，但若在无精神准备的情况下摔跟头，就极有可能会发生骨折、脱位、软组织撕裂等损伤。

（3）慢性累积性疲劳损伤：慢性累积性疲劳损伤系指在长期的周而复始的重力作用下，虽然受力一般仍在肩关节软组织所承受的强度之内，但由于长期的作用，组织出现了慢性疲劳，强度和韧性逐渐下降，有的表面无特殊变化，但内部组织结构已出现损伤或病理改变。例如教师每日写教学方案和上课写黑板字，耗力并不大，但却需要肩臂许多肌肉参与协调，这样易引发肌肉、肌腱等软组织的疲劳，日积月累，可发生慢性损伤，成为肩周炎的促发因素。

12 哪些人容易患肩周炎？

咨询： 听说肩周炎多发于中老年人，厨师、教师、司机等肩臂活动多者容易患肩周炎。我今年 34 岁，年龄不大，肩臂活动也不太多，最近总感觉右侧肩部疼痛不舒服，经检查被诊断为肩周炎，这使我很迷惘。我要问的是：哪些人容易患肩周炎？

解答： 确实像您听说的那样，肩周炎多发于中老年人，厨师、教师、司机等肩臂活动多者容易患肩周炎，当然并不是说其他人不会患肩周炎，只是相对较少而已。

肩周炎是中老年人的常见病、多发病，其发病有其特定人群。通常认为患肩周炎者多是肩臂活动多但却并不耗力的非体力劳动者，例如教师、会计、司机、厨师、画家、计算机工作人员等。其原因在于这些人所从事的工作均需要频繁活动肩臂或肩臂必须长时间固定于某一种姿势，尤其是这种姿势大部分是上臂轻度外展、内旋位。例如教师写黑板字，厨师掂大勺和使用刀、铲、勺时，上臂均呈外展、上举、内旋的姿势；会计使用计算器或计算机时的姿势；司机把握方向盘的姿势；作家、画家的伏案写和画的姿势等。这些姿势虽然耗力不大，但其固定时间长，久而久之，势必导致肩臂某些组织的慢性疲劳损伤，发生退行性变，最终导致肩周慢性炎症。

分析这些人肩肌的受力部位可以发现这种姿势主要引起肩

袖肌及肌腱的疲劳，出现慢性劳损，加速肩袖的劳损性退化和变性，经常性疲劳累积致使小损伤后出现轻微酸胀症状。到了中老年，尤其是50岁左右时，退变到一定程度，组织再生和修复能力下降，一过性内分泌功能紊乱、新陈代谢减退及其他诱发因素等均可导致炎性灶迅速粘连、纤维化以至钙化，最终致使肩周各关节活动受限和剧烈疼痛。

13 为什么中老年人容易患肩周炎？

咨询：我今年51岁，最近总感觉左侧肩部疼痛不舒服，肩关节的功能活动也受到限制，经检查被诊断为肩周炎。我的邻居张老师，今年48岁，也患有肩周炎。听说肩周炎也叫"五十肩"，是中老年人的常见病、多发病。我要问的是：为什么中老年人容易患肩周炎？

解答：肩周炎的发病年龄大多在40岁以上，以50岁左右者占绝大多数，是中老年人的常见病和多发病，因此还常称肩周炎为"五十肩"。中老年人之所以容易患肩周炎，与以下因素有关。

随着年龄的增长，机体各组织器官的功能是在不断衰退老化的，如果把人体形象地看作一台不停地运转的"机器"，那么随着日积月累的磨损，各个零部件的退化和衰老则是一种十分自然的现象。伴随着年龄的增长，肩关节及其周围组织与机体的其他器官、组织一样也发生着退行性改变，有研究表明，50岁以后，肩袖滑膜面的部分纤维可发生不完全撕裂、磨损或破碎等病变，这种退行性改变随着年龄的增长而日益加重，且可发生于肩关节的软骨组织及关节囊。此外，肱二头肌长头肌腱在结节间沟上，由于上臂动作中重复磨损，也必然发生老化的改变。肩峰下滑膜囊可随年龄的增长而发生退行性改变，囊壁增厚，囊内滑液分泌减少，从而产生粘连性滑膜囊炎或肌腱炎，这些老年性的退行性改变也正是肩关节周围炎形成的条件和基础。

同时，人进入中年以后，由于内分泌系统发生改变，内分泌功能紊乱，机体抗病能力下降，形成了促发肩周炎的发病基础，也促使易发生肩周炎。之所以这样认为，是因为肩周炎的好发年龄正是男性和女性进入更年期的时期，且症状也与因更年期内分泌紊乱而出现的一系列症状几乎同步出现，部分患者也可不经任何治疗而自愈，这种自愈现象似乎与更年期后内分泌系统通过自我调节趋于稳定有一定关联。当然，因为肩周炎的病因尚不明确，只能认为可能与更年期内分泌紊乱有关而已，真正的病因尚有待医学科学的发展，进一步深入研究探明。

14 肩部疼痛就一定是肩周炎吗？

咨询：我今年45岁，最近一段时间总感觉右侧肩部疼痛，今天到医院就诊，经检查被诊断为肩周炎。我们单位的刘师傅，同样也患有肩周炎，主要表现也是肩部疼痛不舒服，似乎肩部疼痛就是肩周炎。我要咨询的是：肩部疼痛就一定是肩周炎吗？

解答： 这里首先告诉您，肩部疼痛不一定就是肩周炎。人体的上肢具有握、持、提、举、推、拉和投掷等各种各样的功能，肩关节不仅将上肢悬接于躯干，而且由此构成上肢的活动底座，提供了上肢活动和受力的支点，肩关节的特点决定了肩周炎的多发性。肩周炎是中老年人的常见病、多发病，肩周炎发生后，常以肩部疼痛、不舒服为突出表现，所以人们有一种错觉，似乎一出现肩部疼痛就是肩周炎，其实这种观点是错误的，肩部疼痛并非皆是肩周炎引起的。

肩部疼痛可以是肩周炎引起的，也可以是类风湿关节炎、肩部外伤、肩关节肿瘤等肩部其他疾病引起的。有时肩部疼痛并不一定是肩部本身的原因，颈部的疾患，如最常见的颈椎病就可以导致肩部疼痛。另外，心脏疾病如心肌梗死、心绞痛有时也会向左肩放射而引起肩部疼痛。胆囊疾病如胆结石、胆囊炎也可引发右肩部疼痛。肺癌转移压迫臂丛神经时也易引起肩部疼痛，并且其肩部疼痛常出现在咳嗽、咯血、胸痛等呼吸道症状出现之前。

总之，肩部疼痛并非一定就是肩周炎，能够引起肩部疼痛的疾病有很多，对于肩部疼痛的患者千万不可麻痹大意，应仔细分析，详加鉴别，以明确诊断，对症施治，以免贻误病情。

15 肩周炎的疼痛有什么特点？

咨询：我今年50岁，最近总感觉左侧肩部疼痛不舒服，经检查被诊断为肩周炎。我的邻居老刘患肩周炎已有一段时间，也表现为肩部疼痛不舒服。我知道疼痛是肩周炎最突出的表现，听说肩周炎的疼痛有一些特点。麻烦您给我讲一讲：肩周炎的疼痛有什么特点？

解答：这里首先告诉您，疼痛确实是肩周炎最突出的表现，肩周炎的疼痛有一些特点。肩周炎引起的疼痛，初始时疼痛症状往往较轻，且呈阵发性，常因天气变化或劳累而引发，伴随着时间的推移，逐渐发展为持续性疼痛，尤其是在肩关节内旋、后伸、上举、外展等运动时更为明显，甚至疼痛难忍。将肩周炎的疼痛归纳起来，有以下特点：

（1）疼痛由轻到重，刚开始发病时感觉肩部轻微疼痛，呈间断性，随着病情的发展，疼痛逐渐呈持续性。

（2）肩关节周围广泛性疼痛，疼痛范围包括肩前、肩外、肩后、肩上、肩下、肩内的每个部位。

（3）疼痛夜间尤甚，疼痛使患者夜不能眠或者半夜痛醒。

（4）受牵拉、受撞击时疼痛加重，疼痛较重者可向下放散到手，向上放散到耳部、颈部和枕部。

（5）疼痛可引起持续性的肌肉痉挛，肌肉痉挛可轻可重，疼痛和肌肉痉挛可局限在肩关节，也可向上放散到头后部，向下放散到腕及手指。也有的以肩关节为轴心向前放散到胸部，向后放散到肩胛区，还可放散到三角肌、肱三头肌或肱二头肌区域。

（6）肩关节周围压痛也是肩周炎的重要特征，肩周炎压痛的特点为广泛的压痛。常有两种形式的压痛，其一是以压痛点的形式出现，此时可有许多压痛点；其二是肩关节周围广泛的压痛，即俗称的"按哪儿哪儿痛"。肩关节周围常见的压痛点有喙突、大结节、小结节、结节间沟、三角肌止点、肩峰、冈上窝、小圆肌、肩胛骨内上角等。

16 为什么肩周炎疼痛夜晚会加重？

咨询：我今年49岁，近段时间总感觉右侧肩部疼痛不舒服，经检查被诊断为肩周炎，正在服药治疗。自从患肩周炎后我特别关注有关肩周炎的防治知识，听说肩周炎的疼痛有一定部位，而且是夜晚疼痛加重。请问：**为什么肩周炎疼痛夜晚会加重？**

解答：没错，肩周炎的疼痛确实有一定部位，而且是夜晚疼痛加重。肩周炎的疼痛表现为肩关节周围广泛性疼痛，疼痛范围包括肩前、肩外、肩后、肩上、肩下、肩内的每个部位，其中大多数肩周炎患者自觉肩部疼痛发生在锁骨外1/3、肩峰和肩胛冈外1/3的下方，约一个半手掌大小的区域内。肩周炎的压痛点则根据不同的病因有所不同，肩峰下撞击综合征、冈上肌肌腱炎的压痛点位于肩峰前下方和大结节处，肱二头肌肌腱炎的压痛点位于结节间沟及其下方，冻结肩的压痛点位于喙突外侧和肩峰后角的内下方，肩胛下肌损伤的压痛点位于小结节的下方，冈下肌损伤和后关节囊损伤的压痛位于后关节间隙，而肩峰下滑囊炎的疼痛面积比较广泛，常没有明确的压痛点。

肩周炎的疼痛通常为持续性的钝痛，在肩关节活动后加剧，其疼痛常是夜间加重，甚至疼痛使患者夜不能眠或者半夜痛醒。肩周炎患者之所以夜晚疼痛加重，可能是白天忙于工作或学习，注意力分散，夜晚环境的影响小，注意力集中在肩部的疼痛上，因而觉得夜晚的疼痛更为明显。另一种解释是夜晚睡眠时患者的姿势固定，肩关节囊或其他肩关节周围组织可能长时间受压或牵拉，局部血液循环障碍加剧，气血瘀滞更重，因而疼痛加重。

17 肩周炎患者肩关节功能活动 受限有什么特点？

咨询：我今年 47 岁，最近总感觉右侧肩部疼痛，肩关节的功能活动也受到限制，穿衣、举手都感到困难，经检查被诊断为肩周炎，正在进行针灸治疗。听说肩周炎患者肩关节功能活动受限有一些特点，我想知道：**肩周炎时肩关节功能活动受限有什么特点？**

解答：肩关节功能活动受限是肩周炎的一个重要特征。一般肩关节的活动受限发生在疼痛症状明显后的 3~4 周，早期的肩关节功能活动受限可能是疼痛、肌肉痉挛等引起的，晚期的肩关节活动受限则是由于关节囊、韧带等软组织的粘连、挛缩等造成的，肩关节明显僵硬，并呈全方位的关节功能活动受限（其中包括被动运动受限），并且随着病程发展疼痛逐渐减轻而关节活动受限的程度却越来越重。肩关节活动受限一般以外展、内旋、外旋活动受限较为明显，而且出现较早。

（1）肩关节功能广泛受限：患者常诉梳头、穿衣、系腰带、叉腰困难。当前屈、上举功能受限时，患者常感觉到穿衣、脱衣、梳头困难等；当后伸功能受限时，患者常感觉到脱衣困难；当外旋功能受限时，患者常感觉到举手、投掷困难；当内旋功能受限时，患者常感觉到系腰带、叉腰困难；当内收功能受限时，患者常感觉到脱背心、脱毛衣困难。

（2）肩关节的主动活动受限：主动活动受限即患者自己主观上想动但动不了，其原因是患者肩关节内部的广泛粘连，使肩关节运动功能丧失。

（3）肩关节被动活动受限：被动活动受限即是医生或其他人活动患者肩关节也出现运动困难，其原因也是患者肩关节的广泛粘连，使肩关节运动功能丧失所致。

18 什么是外展"扛肩"现象？

咨询： 我近段时间不仅左侧肩部疼痛不舒服，肩关节的功能活动也受到限制，梳头、穿衣服、系腰带都感到困难，经检查被诊断为肩周炎，正在服药治疗。我从网上看到有些肩周炎患者可出现外展"扛肩"现象，我想进一步了解一下。请问：**什么是外展"扛肩"现象？**

解答： 在肩周炎患者中，确实有一些可出现外展"扛肩"现象。所谓外展"扛肩"现象，是指肩周炎患者肩关节主动或被动外展时，患侧肩胛骨亦随之向外上方移动，肩部随之高耸，形成"扛肩"现象。外展"扛肩"现象出现的原因是肩关节周围出现广泛粘连，盂肱关节与肩胛胸壁关节之间的运动比例失调，肩关节外展功能受限。

在肩周炎患者中，一旦关节囊粘连、挛缩，患者肩关节外展时可出现典型的"扛肩"现象，即在胸背活动时由肩胛骨产生代偿，以扩大肩关节外展的程度，这样往往容易掩盖部分症状。出现"扛肩"现象时，穿衣、插手、摸兜、梳头、摸背、晾晒衣物等日常活动都会困难，严重时甚至会累及肘关节，屈肘时手不能摸背。"扛肩"现象一方面是通过肩胛骨抬高、后旋再外展来完成代偿运动功能，另一方面也是通常改变位置以保护已有病变的肩肱关节。

除了通过抬高肩胛骨来保护肩关节之外，许多肩周炎患者的肩关节运动也都有相应的保护性表现，如休息时受累侧的上臂通常置于内收、内旋位，行走时手臂的摆动减小，患者经常处于一种略微弯腰的位置等。这些保护性表现在肩周炎患者的临床症状中也不少见。

19 怎样判定肩关节粘连的程度？

咨询： 我患有肩周炎，不仅右侧肩部疼痛，肩关节的功能活动也明显受到限制，穿衣、摸背都很困难，医生说是肩关节发生粘连了。听说肩关节粘连有不同的程度，确定肩关节发生粘连的程度有助于采取恰当的治疗手段。我要问的是：怎样判定肩关节粘连的程度？

解答： 肩周炎和肩周软组织损伤除肩关节和肩周的疼痛外，后期均可能以肩关节活动受限为主要症状，因此单纯肩关节活动受限并不一定是肩关节已经发生了粘连。从临床观察来看，颈椎病时由于刺激了颈部神经根，致使相应支配区的肩部肌群痉挛表现为肩关节活动受限，肩部软组织损伤时由于瘀肿刺激可以导致肩部肌肉痉挛而出现肩关节活动受限，此时的活动受限与粘连并无太大的关系，即使是肩周炎的晚期，在肩关节及其周围已发生了粘连时，颈肩部的损伤刺激也仍然是肩关节活动受限的一个重要因素，因此活动受限的程度与关节粘连的程度并不一致。

对肩周炎患者来说，用量的概念确定肩关节发生粘连的程度，在临床分期和治疗方面具有一定的参考价值，那么怎样才能正确判定肩关节粘连的程度呢？在正常情况下，固定肩胛下角，肩关节可被动外展 90°~100°，一旦肩关节粘连，其外展角度必然变小，所以通过测量肩肱角可以判定肩关节的粘连程度。若肩肱角大于 90° 说明肩关节尚未发生粘连，患者的肩关节活动受限多为肩部的病损致使肩部肌群痉挛所致，若肩肱角为 75°~85° 属于轻度粘连，肩肱角为 50°~70° 属于中度粘连，肩肱角如果小于 50° 则属于重度粘连。

20 肩周炎患者为什么有的痛重但能动而有的痛轻却不能动？

咨询： 我患有肩周炎，肩部疼痛较重，但不影响肩关节正常功能活动。我同事朱某也患有肩周炎，他肩部疼痛较轻，但肩关节功能活动明显受限。听说肩周炎患者有的痛重但能动而有的痛轻却不能动。请问：肩周炎患者为什么有的痛重但能动而有的痛轻却不能动？

解答： 肩周炎是一种发生于肩关节周围肌肉、肌腱、滑囊和关节囊等软组织的无菌性炎症，其病程较长，临床表现在不同的时期也不尽相同，有的痛重而能动，而有的痛轻却不能动。肩周炎患者之所以有的痛重能动而有的痛轻却不能动，主要是由于患者所处的病期不同而决定的。

肩周炎的初期（也称急性期）由于局部软组织充血、水肿的压迫和牵拉、渗出物以及炎性产物的刺激，导致局部的剧烈疼痛，所以以肩臂疼痛为主要表现，活动功能受限不明显，临床表现为剧烈的肩臂多部位疼痛，肌肉痉挛，夜间症状加重，经常因疼痛而不能入睡，有时稍睡片刻即因疼痛而醒，严重的可由于剧痛而彻夜难眠。

肩周炎的急性期持续1个月左右即转入慢性期，慢性期以炎症增生改变为主，肿胀和渗出减轻，所以疼痛缓解，但关节运动逐渐受限，临床表现以运动障碍为主，此时的症状特征为肩关节的各方向活动范围明显受限，尤其是外展、外旋受限最明显，只能有极小的活动度或完全不能动，梳头、摸背、穿衣、系腰带、持物甚至吃饭都有困难，有的患者可发展至关节僵硬强直，好像肩和臂凝滞在一起，并可见三角肌、冈上肌、冈下肌的肌肉萎缩等。

21 肩周炎是体力劳动累伤的吗？

咨询：我是装卸工人，搬运货物较多，最近一段时间总感觉右侧肩部疼痛不舒服，肩关节的功能活动也受到限制，不要说搬运货物，就是刷牙、举手都感到困难，今天到医院就诊，经检查被诊断为肩周炎，我怀疑是体力劳动累伤的。请问：肩周炎是体力劳动累伤的吗？

解答：肩关节是上肢活动的底座，提供了上肢活动和受力的支点，体力劳动无时无刻少不了肩关节的参与，同时体力劳动累伤也常引发肩部疼痛不适，所以有些人认为肩周炎是由于体力劳动累伤肩部所致，其实这是一种误解，肩周炎的病因是复杂多样的，即有退行性病变、外伤制动、慢性劳损、内分泌紊乱的作用，也有受凉、心理因素的影响，肩臂的体力劳动并不是主要病因。

大量研究表明，体力劳动者远较某些非体力劳动者患肩周炎的概率小。长期肩臂劳累的体力劳动者和体育运动员，由于长期受力锻炼，其肩臂肌肉发达，肩部软组织坚韧而富有耐力，协调运动配合良好，即使偶然受到超强外力的刺激，也不会出现拉伤，比如整年搬、抬、扛、举从事农业生产及某些工种的工人，参加拳击和举重的运动员，其肩臂所受重力相当大，但却极少患肩周炎。相反，某些非体力劳动者如教师、作家、会计和司机等，虽不做强体力劳动，患肩周炎者却很多，这是由于平素缺乏锻炼，肩部肌肉、韧带不发达，缺乏耐力，又由于其工作性质决定肩臂肌肉要长时间协调运动，使肌肉韧带长时间处于紧张状态，此时虽无重力牵拉，却因持续的紧张协调难免不疲劳，以至到中老年时累积性疲劳损伤的肌肉、韧带及滑囊等明显退行性变，一旦有轻微的外因刺激，就会发生肩周炎。

由上可以看出，肩臂肌肉发达的体力劳动者和经常从事体育锻炼而身体素质好的人，即使肩臂劳累，也较少患肩周炎，而非体力劳动者，由于肩臂肌肉不发达，耐力较差，或原有慢性劳损和老年性退行性变，虽然轻度劳累也极可能诱发肩周炎。所以说劳累不是肩周炎的主要致病因素，只能算是诸多诱发因素中的一种。

22 患了肩周炎还能正常工作吗？

咨询： 我们单位的马某患有肩周炎，现在请假在家休养。我最近总感觉左侧肩部疼痛不舒服，今天到医院就诊，医生说也是肩周炎。爱人想让我在家休养一段时间，可单位有很多工作需要我处理，我很矛盾。麻烦您告诉我：患了肩周炎还能正常工作吗？

解答： 肩周炎是一种常见病、多发病，虽不是什么大病，但给患者带来痛苦，致使肩关节运动功能障碍，严重影响着患者的工作、学习和生活。患了肩周炎还能不能继续正常工作，这是人们普遍关心的问题。其实，患了肩周炎不必紧张，可在注意保护、锻炼肩关节的基础上继续正常工作。

在肩周炎初期并不是所有的组织都发生退行性病变及粘连，只是某部位出现病变，使得肩关节活动到某一位置时（即该组织收缩时）才产生疼痛，一般关节活动无明显限制，因此这个阶段在积极治疗的同时可继续工作。随着病情的发展，关节韧带挛缩和血肿机化粘连，使肌肉萎缩，关节僵直，发生功能障碍，此时如果为了避免活动肩关节产生疼痛而制动，还会加重粘连，而使肩关节更加僵硬，如果活动过多就会加重炎性液体的渗出，也会导致疼痛和粘连的加重，所以此时不仅宜服药治疗、进行理疗等，还应在医生的指导下积极进行功能锻炼，在注意保护、锻炼肩关节的基础上继续工作。当然，不要错误地认为每天的工作或家务劳动已达到锻炼的目的，而忽视治疗和锻炼，这样会贻误病情。

23 肩周炎久治不效为什么要查隐患？

咨询：我右侧肩部疼痛已很长一段时间，服用过中成药散寒活络丸，外贴过肩痹膏，还针灸过，效果都不太好。今天到医院就诊，医生说肩周炎久治不效要查是不是有其他隐患。我要咨询的是：**肩周炎久治不效为什么要查隐患？**

解答：肩周炎以肩部疼痛不舒服为突出表现，算不上什么大病，一般通过内服具有祛风散寒、舒筋活络、消炎止痛功效的中西药物，再适当配合以针灸、按摩、理疗、拔罐等方法，同时坚持肩部运动功能锻炼、注意保暖和避风寒等，即可使肩部疼痛不适等症状得以逐渐缓解消失。如果肩部疼痛不适久治不效时，则应考虑是否存在其他隐患，因为颈椎病、肺癌等疾病也可引发肩部疼痛不适。有些肩周炎不是孤立的疾病，可能是某些潜在疾病的一种特殊表现。

大量研究表明，糖尿病、颈椎病、肺癌患者中，主诉肩部疼痛不适等症状者较为常见。虽然肩周炎有其临床表现特点，诊断并不困难，但临证时仍应注意鉴别。

（1）糖尿病：国外学者曾观察800余例糖尿病患者，几乎都有肩部不适，而在肩周炎患者中发现糖耐量试验异常的比例也相当高，他们认为这两者之间关系密切，若肩周炎治疗无效时应去医院检查尿糖、血糖和葡萄糖耐量试验，以排除糖尿病。

（2）颈椎病：有研究表明，有不少久治不效的所谓"肩周炎"是颈椎病的潜在信号，因为这些肩部疼痛不适患者经治疗颈椎病后其症状能较快缓解。究其原因，是由于颈椎增生的骨质压迫颈部神经，并影响肩部血液供应，从而引起肩部及上肢麻木、疼痛不适等，因此对疑似与颈椎病有关的肩痛者，一定要注意与颈椎病相鉴别。

（3）肺癌：有关学者指出，肩臂痛是肺癌早期最常见的肺外征兆之一。肺尖癌患者多伴有肩臂痛症状，由于肺尖癌位于肺的周边部，上方为胸腔出口，与臂丛神经、颈神经根较近，当其受到癌肿压迫或侵犯时，便可引起肩臂疼痛，所以肩周炎还应注意与肺癌相鉴别。

此外，冠心病心肌梗死、胸膜炎、肝胆管结石，以及胃、胰腺疾患等，也可引发肩部疼痛不适等，也应注意鉴别，以免误诊误治。

24 肩周炎的临床表现有哪些？

咨询：我最近一段时间总感觉左侧肩部疼痛不舒服，肩关节的功能活动也受到限制，梳头、穿衣服、系腰带都感到困难。我今天到医院就诊，经检查被诊断为肩周炎。我知道肩周炎，至于肩周炎有哪些临床表现就不太清楚了。我想了解一下：<u>肩周炎的临床表现有哪些？</u>

解答：肩周炎病程较长，可迁延反复数月，甚至2年左右。患者在来医院就诊之前，一般均有数周至数月的肩部疼痛和关节功能逐渐降低的病史，然而要让患者说出具体的发病时间却是一件较为困难的事。

肩周炎疼痛的发展是隐匿的，大约只有五分之一的患者能回忆起病前曾有过的肩部或上肢的轻微外伤，这种轻微的外伤常常发生在日常生活中，如轻微的牵拉或震动等，涉及这种活动的力量显然是很难估计的，而绝大多数患者甚至连这种外伤史也没有。这种隐匿起病、逐渐发展的特点是肩周炎早期临床特点之一。

疼痛、压痛、功能受限、外展"扛肩"现象及肌肉萎缩是肩周炎的主要临床表现。肩周炎早期以疼痛为主，后期以功能障碍为主。早期表现为单侧肩部疼痛，偶见两侧同时受累，其疼痛可向颈部和上臂放散，甚至向肩胛、前臂、手部放散。静止痛是肩周炎早期的特征，表现为日轻夜重，晚间经常痛醒，晨起关节稍活动疼痛可缓解。由于疼痛，肩关节外展和内旋等活动明显受限，局部按压出现广泛性压痛。肩周炎后期，病变组织发生粘连，疼痛程度减轻，功能障碍则加重，以至肩关节不能外展、上举，梳头、穿衣、吃饭、写字等都会感到困难，甚至还可出现不同程度的肌肉萎缩。

25 肩周炎是如何分期的？

咨询： 我最近总感觉右侧肩部疼痛不舒服，肩关节的功能活动也受到限制，经检查被诊断为肩周炎，正在进行针灸治疗。听说肩周炎的病程较长，其临床表现在不同的时期也不尽相同，根据肩周炎不同的病变过程可分为不同的时期。我要咨询的是：<u>肩周炎是如何分期的？</u>

解答： 的确像您听说的那样，肩周炎的病程较长，其临床表现在不同的时期也不尽相同。根据肩周炎不同的病变过程，通常将其分为疼痛期、冻结期和恢复期三期。虽然肩周炎是自限性疾病，但其症状总的持续时间可达 12~42 个月，由此说明肩周炎即便可自行康复，但这一过程也需要相当长的时间。

（1）疼痛期：疼痛期也称为早期、急性期、粘连前期、冻结进行期，为肩周炎发生的初期，持续时间为 10~36 周。本期由肩关节滑膜水肿，炎性细胞浸润，关节周围血管增生，组织液渗出，引起肩周软组织的紧张、痉挛所致。主要临床表现为肩周疼痛，可为钝痛、刺痛、冷痛、酸痛，夜间加重，甚至影响睡眠。可伴有肌肉痉挛和肩关节活动受限，但主要是局部急骤而剧烈的疼痛反射性地引起肌肉痉挛。其压痛的范围较为广泛，在喙肱韧带、肩峰下、冈上肌、肱二头肌长头肌腱、四边孔等部位均可有压痛的表现。肩关节本身还有一定范围的活动度，一般外展为 45°~75°，后伸为 10°~30°，外旋为 30°，上举为110°。

（2）冻结期：冻结期也称中间期、慢性期、僵硬期、粘连期，其持续时间为4~12个月。本期肩部关节囊滑膜及周围软组织纤维性粘连增厚，缺少弹性，肌肉萎缩，韧带挛缩硬化，疼痛较前减轻，但仍有疼痛酸重不适，压痛范围仍较为广泛。由疼痛期肌肉保护性痉挛造成的关节功能受限发展到关节挛缩性功能障碍，肩关节功能活动受限严重，肩关节周围软组织广泛粘连、挛缩，呈"冻结"状态。各方向的活动范围明显缩小，以外展、外旋、前屈、后伸等运动障碍最为显著，甚至可影响日常生活，如穿衣、梳头、吃饭、掏衣兜、系腰带等均可有不同程度的困难。做外展及前屈运动时，肩胛骨随之摆动而出现"扛肩"现象。严重者可见三角肌、冈上肌、冈下肌等肩胛带肌，尤其是三角肌的废用性萎缩。肩外展可小于45°，后伸仅为10°~20°，内旋、外旋小于20°，上举小于90°。

（3）恢复期：恢复期也称末期、缓解期、解冻期、功能恢复期，其持续时间为5~26个月。本期多通过治疗或由于日常生活、劳动等，使肩周血液循环得以流畅重建，软组织微细结构不断恢复，肩周围挛缩、粘连等逐渐消除。不仅疼痛逐渐消减，而且随着日常生活、劳动及各种治疗措施的进行，肩关节的活动范围也逐渐增加，大多数患者的肩关节功能恢复到正常或接近正常，不过肌肉的萎缩则需较长时间的锻炼才能恢复正常。

一般认为，肩周炎疼痛期的时间长短与恢复期的时间长短相关，即疼痛期时间短者，其恢复期相对也较短，反之疼痛期时间长者，其恢复期相对也较长。症状的严重程度与恢复期时间长短没有相关性，即症状重者，不一定恢复期长；症状轻者，不一定恢复期短。恢复过程也并非呈直线型发展，肩关节功能运动的改善有时会出现起伏，甚至停滞。而且大约有十分之一的患者在恢复期后仍存在不愿参加娱乐活动、运动量相对较小等轻微的自我运动限制，被动运动检查也可发现轻微的被动运动受限的表现，说明某些肩周炎患者的肩关节运动功能可能在恢复期后也会遗留一些症状。

26 肩周炎分为哪三型？

咨询：我今年 49 岁，最近一段时间总感觉左侧肩部疼痛不舒服，肩关节的功能活动也受到限制，刷牙、举手都感到困难，经检查被诊断为肩周炎中的重型肩周炎，听说肩周炎有三种类型。请您给我讲一讲：肩周炎分为哪三型？

解答：肩周炎患者由于年龄、体质有别，致病因素各不相同，其临床表现也各不一样，病情有轻重之分。根据肩周炎患者病情轻重的不同，通常将肩周炎分为轻型、中型和重型三种类型。

（1）轻型：轻型肩周炎表现为肩部酸痛，夜间不影响睡眠，肩关节功能活动轻度受限，上臂外展可达 70° 以上，内收大于40°，肘尖接近前正中线，前屈、后伸正常。

（2）中型：中型肩周炎肩部疼痛较重，可影响夜间睡眠，个别体位可引起剧烈疼痛，肩关节功能活动中度受限，外展

45°~70°，前屈大于 60°，后伸大于 20°，外旋、内旋大于 20°。

（3）重型：重型肩周炎肩部疼痛严重，夜间影响睡眠，多个体位均可引起剧烈疼痛，活动受限，影响日常生活和工作，上臂外展小于 45°，前屈小于 60°，后伸小于 20°，内旋、外旋小于 20°。

27 肩痛患者应选用哪些辅助检查？

咨询： 我今年 56 岁，最近一段时间总感觉右侧肩部疼痛不舒服。今天到医院就诊，医生活动了一下我的肩关节，建议检查颈部及胸部 CT。我想了解一下肩痛患者通常要做的辅助检查。请问：肩痛患者应选用哪些辅助检查？

解答： 通过辅助检查可以明确病情。您右侧肩部疼痛不舒服，医生活动了一下您的肩关节，建议检查颈部及胸部 CT，有一定的道理。肩部疼痛可以是肩周炎引起的，也可以是肩部挫伤、颈椎病、肺癌等疾病引发的，为了明确肩痛的病因，避免误诊误治，对肩部疼痛之患者有必要做辅助检查。那么，肩部疼痛患者应选用哪些必要的辅助检查呢？

肩痛患者常需选用的辅助检查有 X 线摄片、B 超、X 线造影摄片等。一般情况下，对于肩部疼痛的患者应首先进行 X 线摄片检查，该项检查简单方便，费用较低，约有 1/3 的病例可通过 X 线摄片检查确诊。对于大部分肩周炎患者来说，虽然 X 线摄片检查显示正常影像，但是作为鉴别诊断的手段之一，用以排除肩臂骨折、脱位、肿瘤、骨性关节炎和风湿、类风湿关节炎有重要的意义。

B超是近年来开展的用于肩周炎诊断的新方法，对某些类型的肩周炎确诊率很高，但是该项检查经常出现假阳性诊断，有资料显示，B超对肩袖损伤诊断的假阳性率在10%左右，所以诊断须结合症状和体征，必要时应加做X线造影检查。B超检查的优点是无创伤、无疼痛、无不良反应、费用低廉。随着B超应用的普及和经验的不断积累，其确诊率有望进一步提高。

对于手术治疗的病例和采用某些特殊方法治疗的病例，常先做X线造影摄片检查，该方法对肩周炎的定性和定位更加准确，但是由于造影术有血管刺激性和较多的反应性疼痛，并且其方法较复杂，所以不主张常规应用。

CT、磁共振检查对肩周炎的诊断有帮助，但由于检查费用较高，在肩周炎临床确诊并不困难的情况下，也不提倡广泛应用。

28 X线摄片检查对诊断肩周炎有哪些帮助？

咨询： 我最近总感觉左侧肩部疼痛不舒服，怀疑得了肩周炎，今天到医院就诊，医生建议做X线摄片检查。听说X线摄片是肩部疼痛患者最常用的辅助检查，对诊断肩周炎也有帮助，我想进一步了解一下。请您告诉我：<u>X线摄片检查对诊断肩周炎有哪些帮助</u>？

解答： 稍有一些医学常识的人都知道，X 线对于人体软组织部分的显影效果是不太满意的，绝大多数肩周炎患者患侧肩关节的 X 线片上可没有什么阳性表现，约 70% 的肩周炎患者的 X 线片是正常的，其余的患者也仅有关节囊的附着点、肩峰、大结节等处骨质疏松、蚀样变或囊样变等微小的退行性改变，而这些改变也是非特异性的，正常老年人中也有约 10% 的人会发生类似的改变。肩关节 X 线片虽然对肩周炎的诊断没有直接帮助，但可排除肩关节骨组织本身的病变。因此，在治疗前拍摄肩关节 X 线片是很有必要的。

老年人肩关节及周围组织的疾病较多，鉴别肩关节本身的肿瘤（或转移至肩部的肿瘤）离不开 X 线摄片的帮助。此外，对于骨折以后因长期固定、活动减少而造成的继发性肩周炎，拍摄 X 线片就更有必要了，因为只有在 X 线摄片显示骨折完全愈合后，才能对骨折后继发性肩周炎进行适当的手法治疗。另外，X 线摄片对肩周炎和其他肌腱炎的诊断，尤其是鉴别诊断也是很有帮助的。

29 肩周炎的诊断要点有哪些？

咨询： 我今年 51 岁，近段时间总感觉右侧肩部疼痛，肩关节的功能活动也受到限制，刷牙、穿衣服都感到困难。今天到医院就诊，医生说是肩周炎。我知道医生诊断疾病是有根据的，听说诊断肩周炎有一些要点。请问：肩周炎的诊断要点有哪些？

解答： 的确，医生诊断疾病是有根据的，诊断肩周炎也有一些要点。肩周炎的诊断主要依靠患者的主诉、病史、临床症状和体征。

（1）年龄：中老年人，特别是50岁左右者，常为单侧发病，有时也可两侧同时发生。

（2）发病因素：有肩部或上肢的外伤、慢性劳损、代谢障碍、内分泌紊乱、邻近部位的外科手术、姿势失调、受寒或缺少运动等。

（3）主要临床表现：肩部疼痛，疼痛一般为持续性，并以夜间和肩关节活动时为重。疼痛的性质含糊而不明确，肩周炎晚期疼痛症状可有所缓解。

（4）主要体征：触诊肩部可有一至数个较明确的压痛点。常见的部位为患肩的三角肌滑囊、肩峰下滑囊等处。

（5）肩关节活动范围检查：可见肩关节各方向功能活动均有不同程度的受限，以外展、上举、外旋、内旋运动受限最为严重。疼痛期的被动运动检查可感到由于患者疼痛、肌肉痉挛所致的活动受限，冻结期的被动运动检查有特征性的体征，即在被动运动检查终末，检查者可感到类似皮革状坚硬的抵抗感觉（终末感觉）。在进行肩关节活动范围检查时，还应考虑到患者年龄、性别、病程、病情的严重程度等影响因素，以便更好地对患者的肩关节活动给予准确评价。

（6）日常生活活动试验：患侧上肢梳头、穿衣、插手、摸兜、摸背等日常活动明显受限。

（7）肩部肌肉废用性萎缩：晚期由于疼痛和废用性萎缩，肩部肌肉可出现萎缩，以三角肌最为明显。表现为肩外侧丰满的外观消失，肩峰突起。徒手肌力检查可发现患侧肩关节屈曲、后伸、外展等运动肌力有不同程度的降低。

（8）X线摄片检查：X线摄片检查多为阴性，病程较久者可显示骨质疏松、韧带或滑囊钙化点等退行性改变现象，以此可与其他肩关节骨性疾病进行鉴别。

（9）肩关节造影检查：可在注入造影剂时感到阻力，造影剂的用量明显减少，关节腔容积明显变小，下缘呈锯齿状，肩胛下隐窝可减小或消失。肩关节造影为有创性检查，因此它并非肩周炎诊断的必需方法。

30 肩周炎应与哪些疾病相鉴别？

咨询： 我最近总感觉左侧肩臂部疼痛不舒服，怀疑是得了肩周炎。昨天到医院就诊，医生说除了肩周炎外，肩部挫伤、颈椎病、肺癌等疾病也会出现肩臂部疼痛不舒服，建议检查颈椎及胸部CT，与其他疾病进行鉴别。我想了解一下：肩周炎应与哪些疾病相鉴别？

解答： 的确，除了肩周炎外，肩部挫伤、颈椎病、肺癌等疾病也会出现肩臂部疼痛不舒服。肩周炎应注意与肩部挫伤、颈椎病、肺癌引起的肩臂痛，冠心病引起的肩痛，以及肩关节半脱位、胸出口综合征、肩手综合征、神经性肌营养障碍等相鉴别，以免出现误诊误治。

（1）肩部挫伤：肩部挫伤也有肩部疼痛、活动受限等症状，与肩周炎有相似之处，不过根据病史和症状体征不难鉴别。

肩部挫伤的诊断主要依据以下几点：①肩部有明显的外伤史。②肩部疼痛肿胀轻重不一，轻者瘀肿较轻、部位较小，易消散吸收而愈；重者部位较深较广，可有组织纤维的断裂、局部瘀肿、皮下青紫、肿胀、压痛等。③肩关节活动受限多为暂时性的，病情较重的个别患者症状可迁延数日至数周。④必要时应进行 X 线摄片检查以排除骨折。

（2）颈椎病：颈椎病多发生于 40 岁以上的中老年人，与肩周炎一样也是中老年人的常见病、多发病，其好发年龄相仿，神经根型颈椎病尤其是病变发生在第 5 颈椎以下者，可产生一侧或两侧颈肩臂部疼痛不适，肩周炎患者症状严重时疼痛也可放射到同侧上臂、前臂及颈、枕部，二者易于混淆，不过通过询问病史，结合临床症状、体征以及 X 线摄片等方法不难鉴别。其鉴别要点可参考问题 31：颈椎病引起的颈肩痛与肩周炎如何鉴别？

（3）冠心病：冠心病多发于中老年人，在冠心病心绞痛及心肌梗死时，疼痛可向左肩、上肢放射，也应注意与左侧肩周炎相鉴别。冠心病引起的疼痛一般于劳累、兴奋等情况下突然发生，以胸闷痛为主。疼痛的性质往往为压榨性或窒息性，肩部无明显压痛，无活动受限，心电图检查可见 ST 段下降或 T 波改变等。

（4）肺癌引起的肩臂痛：部分肺癌患者可出现肩臂痛，若肺部症状不明显时易被误诊为肩周炎，因此老年人若有突然出现的肩臂痛或逐渐加重的肩臂痛，不能轻易诊断为肩周炎，尤其是伴有呼吸道症状者，更要警惕有无肺癌的可能性，注意鉴别。肺癌产生的肩臂痛其临床特点可参考问题 32：为什么老年人肩臂痛要提防肺癌？

（5）肩关节半脱位：肩关节半脱位又称为肩关节不稳定，通常由运动损伤引起，其肩部疼痛之表现与肩周炎也有诸多相似之处，应注意鉴别。肩关节半脱位的主要症状为肩关节疼痛及反复的关节交锁，被动强制外旋、外展可出现疼痛、半脱位和不稳定感。惧痛试验阳性，在前后方向上做肱骨头被动试验可发现肩肱关节过度松弛现象，X线摄片在患肩上举前后位照射可见盂肱间滑脱现象，碘水、气体双重对比造影可见前关节囊膨隆、盂唇缺损或剥离现象。

（6）胸出口综合征：胸出口综合征的主要症状是肩臂痛，手臂发麻、乏力等，患臂持重或上举时症状加重。胸出口综合征与肩周炎的鉴别主要借助一些特殊体征，如 Wright 试验（超外展上臂，桡动脉搏动减弱为阳性），Adson 试验（头旋向后方或同时上肢上举桡动脉由减弱到消失为阳性）等。X线摄片有时可见部分患者存在颈肋。

（7）肩手综合征：肩手综合征为一种反射性交感神经障碍，通常在损伤后发生。主要症状为肩、上肢及手部疼痛及运动障碍，伴血液循环障碍，患侧肢体肿胀，皮肤温度升高、发热、充血，手指喜取伸直位，被动屈曲时疼痛加重。

（8）神经性肌营养障碍：神经性肌营养障碍的临床表现为以肩为中心，肩周围肌肉急性剧痛，随之出现广泛的肩关节周围肌肉萎缩和上举功能障碍，主要累及的肌肉为三角肌、冈上肌、冈下肌、肱二头肌和肱三头肌等。根据其疼痛更加严重，肌肉萎缩更广泛，并出现肌肉麻痹等特点，可与肩周炎相鉴别。

31 肩周炎如何与颈椎病引起的颈肩痛相鉴别？

咨询： 我患肩周炎已有一段时间，主要症状为颈肩部疼痛不舒服，正在进行针灸治疗。听说不仅肩周炎引发颈肩部疼痛不舒服，有些颈椎病患者也表现为颈肩部疼痛不舒服，肩周炎和颈椎病的治疗方法并不一样。我要问的是：**肩周炎如何与颈椎病引起的颈肩痛相鉴别？**

解答： 颈椎病和肩周炎都属于中老年人的常见病和多发病，在颈椎病患者中，尤其是神经根型颈椎病患者，当病理变化发生在第五颈椎以下者，可产生一侧或两侧颈、肩部疼痛不适，而肩周炎患者症状严重时疼痛也可放射到同侧上臂、前臂及颈、枕部。也就是说，颈椎病和肩周炎的疼痛症状均有可能表现在颈、肩部位，二者容易混淆，所以应注意鉴别。

颈椎病引起的颈肩痛与肩周炎的鉴别，应在详细询问病史的基础上，结合临床症状、体征，以及 X 线摄片检查等方法来鉴别。应当特别指出的是，因为颈椎病和肩周炎均为中老年易患之疾病，故可同时存在。

（1）病史：从发病的病史说，颈椎病起病时通常是以颈枕部的不适为主，可能有颈部外伤和反复落枕史；肩周炎起病一般以肩部疼痛症状为主，病因可为肩部外伤、受凉或原因不明。

（2）症状：从临床症状来看，颈椎病的颈肩部疼痛不适如果是神经根型的，往往有触电样的感觉，呈放射状，同时伴有手指麻木、肢冷等受压神经根支配区皮肤感觉的异常；肩周炎的疼痛基本上局限于肩部，疼痛呈钝痛或刀割样痛，一般以夜间明显。

（3）体征：从体征上来讲，颈椎病引起的颈肩部疼痛一般在局部没有压痛点，有颈部疼痛和活动障碍，但肩部功能活动尚好，尤其是能够做肩关节的外展、旋转动作；肩周炎往往在肩部有明显的肌腱、关节囊等处的压痛点，肩关节功能运动有明显的受限表现，而颈部活动无障碍，同时臂丛牵拉试验颈椎病患者通常为阳性，肩周炎患者则为阴性。

（4）X线摄片检查：从 X 线摄片上看，颈椎病患者的颈椎 X 线摄片上可有生理曲度的变化、骨质增生及椎间孔变小等征象；肩周炎患者则除了可能有颈椎部老年性退行性变的表现外，一般无明显改变。

32 为什么老年人肩臂痛要提防肺癌？

咨询：我今年 59 岁，左侧肩臂疼痛已有一段时间。我去药店买了治疗肩周炎的药服用，可药没少吃，还理疗过，效果都不太好。今天到医院就诊，医生说老年人肩臂痛要提防肺癌，建议检查胸部 CT。请您告诉我：<u>为什么老年人肩臂痛要提防肺癌？</u>

解答：医生说的没错，老年人肩臂痛一定要提防肺癌。对老年人出现的肩臂痛，不能随便施以理疗、按摩、针灸等，也不能仅满足于缓解症状，而应仔细检查其发生疼痛的原因。

临床研究表明，部分肺癌患者可出现肩臂痛，老年人患肺癌后合并肩臂痛者也为数不少。因此，老年人若有突然出现的肩臂痛或逐渐加重的肩臂痛，要提防肺癌，不能轻易诊断为肩周炎，尤其是伴有呼吸道症状者，更要警惕有无肺癌的可能性。肺癌产生的肩臂痛，有以下特点。

（1）初起肩臂轻度酸胀，以后以痛为主，剧烈时则呈放电样，止痛药只能暂时缓解疼痛，不能阻止疼痛进行性加重。

（2）多伴有肢体乏力或麻木，不能抬举、持物。

（3）大部分患者在肺癌的同侧肩臂产生疼痛，少数为双侧痛。

（4）常伴有颈部或锁骨上淋巴结肿大，甚至出现上腔静脉压迫综合征（脸部水肿、颈粗、上胸壁静脉怒张）。

（5）多数伴有呼吸道症状，如咳嗽、咯血等。

（6）详细询问病史，拍 X 线胸片，做支气管镜及 CT 等检查是常用而有效的诊断方法，可以从肩臂痛中鉴别出肺癌。

33 预防肩周炎的具体措施有哪些？

咨询： 我爱人患有肩周炎，不仅左侧肩部疼痛不舒服，肩关节的功能活动也受到限制，刷牙、举手都感到困难，很是痛苦。我现在身体虽然没什么不舒服，也担心会患上肩周炎，准备采取一些预防措施，但还不清楚怎样预防请问：**预防肩周炎的具体措施有哪些？**

解答： 肩关节是人体活动范围最大的关节，也是最容易损伤的关节，肩周炎的诱发因素有很多，采取主动的预防措施是预防或减少肩周炎发生的好办法。

（1）坚持体育锻炼：坚持体育锻炼是预防肩周炎的好方法，高发年龄的人群可根据自己的具体情况积极开展一些有较多肩关节活动的体育运动，如太极拳、门球、太极剑、祛病延年二十式、跑步、广播体操、中老年健美操。也可有意识地针对肩关节活动进行运动，例如弓步向前走做扩胸动作、进行肩关节有关功能活动等。体育锻炼贵在坚持，要有恒心，只有坚持不懈，持之以恒，才能有所收获，否则半途而废，将会前功尽弃。

（2）注意起居调摄：日常工作和劳动要量力而行，劳动强度不宜过大，防止或延缓退行性变的发生。对于经常伏案、双肩常处于外展位的工作人员，应注意调整姿势，以避免长期的不良姿势造成慢性劳损或积累性损伤。睡觉时应注意不要将双肩裸露在外，夏天在冷气空调的环境中要注意肩部保暖，防止持续性过久的风吹。常居寒湿之地或从事煤矿井下工作者要采取劳动保护措施，防寒防湿，避免过度劳伤肩关节。在运动或劳动出汗后要及时擦汗、穿衣，避免肩部受风、着凉。要注意饮食调节，保证营养均衡，既要避免过度饮食致使身体肥胖，也要防止偏食节食引起身体消瘦，合理的饮食才能使身体强壮，减少疾病的发生。

（3）保护易患人群：对于肩部和上肢有损伤者等容易继发肩周炎的患者要密切观察是否出现了肩部疼痛不适等症状，肩关节运动范围是否减小，并应开展肩关节的主动运动或被动运动，以保持肩关节活动度。一旦发生肩关节疼痛、活动受限时，应积极进行治疗，以最大限度地减少肩关节发生挛缩的可能。对于心肌梗死、颅内出血等需要较长时间卧床的患者，应鼓励他们开展一些力所能及的上肢、肩关节活动，并经常调整卧床姿势，以避免长期制动造成肩周炎。对肩关节软组织损伤的治疗要及时、恰当，对肩关节脱位、上臂骨折等的复位手法要轻柔，肩关节外科手术中要尽量减少出血，减少组织损伤，这些对预防继发性肩周炎都是有益的。

（4）保持心情舒畅：肩周炎的发生与情绪互为因果，相互影响，精神状态不佳者平时活动相对较少，肩关节等全身各关节的协调能力降低，容易在并不剧烈的活动中使肩关节周围软组织扭伤或拉伤而诱发肩周炎。因此，在日常生活中要学会自我调节，保持轻松乐观、豁达开朗的情绪，避免精神抑郁、急躁易怒等不良情绪，以减少肩周炎的发生。

（5）做到既病防变：有研究表明，约40%的肩周炎患者在患病的5~7年内对侧肩关节也会发生肩周炎，约12%的患者会发生双侧肩周炎，所以对肩周炎患者而言，健侧肩关节也应进行适当的运动、保护。对已经发生肩周炎的患者，要做到既病防变，在积极治疗患肩，防止出现并发症的同时，对健侧肩关节采取针对性的预防措施。

34 空调、电扇能吹出肩周炎吗？

咨询：时逢盛夏，天气炎热，我吹电扇较多，最近总感觉右侧肩部疼痛，肩关节的功能活动也受到限制，刷牙、举手都感到困难，经检查被诊断为肩周炎。听说空调、电扇能吹出肩周炎，我不太相信。我要咨询的是：<u>空调、电扇能吹出肩周炎吗？</u>

解答：这里首先告诉您，空调、电扇确实能吹出肩周炎。夏日炎炎，酷暑难耐，空调、电扇是人们防暑降温的主要措施。炎热的夏日里，人们在享受空调、电扇带来的凉爽的同时，千万要警惕空调、电扇给机体带来的诸多不适，要注意空调和电扇吹出来的肩周炎。

中医认为，肩周炎的发生除与机体正气不足、卫外不固密切相关外，主要是肩部受到风寒湿邪的侵袭，如久居湿地、受风淋雨、露宿、夜寐露肩当风等，致使风寒湿邪客于血脉筋肉，血凝而不畅行、气血瘀滞、脉络拘急而疼痛，肩关节屈而不能伸、痿而不能用，肩周炎就发生了。"风为百病之长"，肩周炎的发病与风邪的侵袭最为密切，故而中医对肩周炎有"漏肩风"之称。某些肩周炎患者，虽在炎夏之际，也仍然感到肩部冰冷，不得已还得穿上棉坎等以保护肩部，使之不致受风，就是这个道理。夏季天气炎热，皮肤毛孔开泄，汗出较多，机体卫外功能减退，此时若稍遇冷风，则风邪极易入侵机体，客于肌肉筋脉，若影响及肩部，则很容易发生肩周炎。

炎夏酷暑，人们爱冲凉水澡，肩膀常受寒冷的刺激；夏天纳凉，许多人爱久坐于林荫道、屋檐下，或居湿地，或淋风雨，或夜露宿，致使遭受风寒湿的侵袭；再如晚间睡觉不注意，肩膀裸露在外，加上空调、电扇之冷气较长时间的吹拂肩部等，都是夏季发生肩周炎的常见诱因。

由上可以看出，夏季尤应注意避免风寒的侵袭，使用空调、电扇切不可让冷风直吹，以防空调和电扇吹出来肩周炎。

35 应该避免哪些不良姿势以预防肩周炎？

咨询：我哥哥患有肩周炎，不仅左侧肩部疼痛，肩关节的功能活动也受到限制，穿衣服、系腰带都感到困难，很是痛苦。我知道肩周炎很常见，担心自己也会患上肩周炎。听说日常生活中不良的姿势容易引发肩周炎，我想知道：应该避免哪些不良姿势以预防肩周炎？

解答：日常生活中不良的姿势确实容易引发肩周炎。站立过久、站立姿势不佳或特殊的站立工作姿态是诱发肩周炎的重要原因之一，日常生活中应注意避免。正常站立位时，头部依靠骨骼形状，韧带，肩、颈、背部肌肉收缩而保持正直。保持持续张力的姿态肌有伸肌肌群、斜方肌、骶棘肌等，同时也包括其他肩部肌肉。当额外的负荷劳损、过度的疲劳时，肌肉的平衡失调，需要增加有意识的肌肉活动才能克服这一失调，但这样反过来也会导致这些姿态肌的进一步损伤。因此，站立过久、站立姿势不佳或特殊的站立工作姿态等，均可能增加保持姿态肌的牵张刺激而造成慢性损害，诱发肩周炎。

长期坐姿不端正极易造成肩部慢性劳损或积累性损伤而诱发肩周炎，日常生活中强调坐姿端正对预防肩周炎来说十分重要。坐位时，肩部所承受的力量大于站立位，当用手和眼工作时，工作物一般均位于身体的前方，因而人体坐位时有身体前倾的自然倾向，而且站立位时腰部前凸对身体前倾具有平衡代偿作用，坐位时这种代偿作用消失。反过来，胸、腰段脊柱处于屈曲位而更需要肩部的支撑，这样肩部的肌肉将因劳损而产生不适症状。因此，必须强调脊柱正直的良好姿势，以减轻肩部支撑肌肉的负担。另外，坐位工作时，因上臂常处于前屈、外展位而持续增加肩部负担，所以工作物不宜放在肩部平面以上，而应置于较低的水平，并应使肘部受到支托，以分担肩部支撑的应力，减少对肩部造成的慢性损伤，避免肩周炎的发生。

卧具选择不当、卧位不正确也是造成肩部慢性劳损导致肩周炎发生的重要因素，卧床休息时注意调整睡眠的姿势可减少肩周炎的发生。平卧可使各部位的肌肉松弛，尤其是仰卧位时，两肩由于处于自然位置和受到支托，获得充分的松弛，但是若使用过软的床垫则会使脊柱屈曲，使用过硬过厚的枕头则会刺激牵伸颈肩区的肌肉，时间长了会造成肩部软组织的慢性劳损，诱发肩周炎。因此，在选择卧具时应选用较为坚实的床垫和高低适宜、软硬适中的枕头，以防止这种牵伸刺激。此外，侧卧位时上肢置于体侧也可使血管神经束受压造成肩部不适，日常生活中可根据自己的具体情况选择适宜的卧姿，并注意不断调整，以免造成肩部的慢性劳损。

不良姿势在日常生活和工作中随处可见，重视不良姿势对机体造成的慢性损害，时时处处注意保持良好的姿态，对预防肩周炎、颈椎病、腰肌劳损等多种慢性损伤性疾病大有好处。

36 如何预防寒湿性肩周炎？

咨询：我朋友患肩周炎已有一段时间，不仅右侧肩部疼痛，肩关节的功能活动也受到限制，很是痛苦。我担心也会患上肩周炎，准备采取一些预防措施。听说绝大多数肩周炎属于寒湿性肩周炎，其发生与感受风寒湿密切相关。请您告诉我：如何预防寒湿性肩周炎？

解答：风寒湿邪的侵袭是引发肩周炎的最常见原因。中医学认为，肩周炎是在人体正气不足、腠理空虚的基础上，或因劳累之后汗出当风，或冒雨涉水、久卧湿地等，以致风寒湿邪趁虚侵入人体，痹阻经络气血而发病。风是先导，寒湿之邪是主因，所以称之为寒湿性肩周炎。

西医学认为，风寒湿侵袭刺激肩周软组织，可引起肩关节周围软组织酸痛，酸痛又使肩部软组织产生保护性肌紧张，长时间的肌紧张状态会使局部软组织疲劳而致损伤，软组织受到损伤后会释放出大量的钾离子、氢离子、组胺等化学物质，刺激神经末梢引起肩周软组织疼痛和功能受限，此乃肩周炎发生的主要病理机制。

　　由上可以看出，风寒湿邪的侵袭在肩周炎的发病中占有重要地位，避免风寒湿对机体的伤害是预防寒湿性肩周炎发生的主要措施。

　　寒湿性肩周炎的预防重在识寒暑、知温暖、避风邪，阻止风寒湿邪对人体造成的伤害，同时还要注意锻炼身体，增强体质，提高机体对外界环境的适应能力，以预防和减少寒湿性肩周炎的发生。要防止风寒湿邪对人体造成伤害，应做到以下几点。

　　（1）平时睡觉时应注意不要将双肩裸露在外，常居寒湿之地或从事煤矿井下工作者要采取劳动保护措施，防寒防湿，运动或劳动出汗后要及时擦汗、穿衣，避免肩部受风、着凉。

　　（2）春天，风气盛，常夹杂寒湿之邪侵袭人体，应避免肩部过度风吹，以防寒湿随风入侵。

　　（3）夏天，暑气盛，暑热和暑湿常并存，应避免空调和电扇直吹，防止在阴凉处或夜晚风凉时过久暴露肩部。

　　（4）秋天，不仅偏燥，且风较多，加之天气逐日变凉，应注意根据气候变化及时增添衣服，避免风寒之邪的侵袭。

　　（5）冬天，寒气盛，易于遇受风寒之邪的入侵，应注意保持居室温暖干燥。

37 如何预防劳损性肩周炎？

咨询： 我爱人患肩周炎已有一段时间，不仅右侧肩部疼痛，肩关节的功能活动也受到限制，刷牙、穿衣服都感到困难，正在进行针灸治疗。自从爱人患病后我特别关注肩周炎的防治知识，听说有相当一部分肩周炎是劳损引起的。我想了解一下：如何预防劳损性肩周炎？

解答： 正像您听说的那样，有相当一部分肩周炎是由于劳损引起的。肩关节是人体中活动范围最大、最灵活的关节，它是靠附近肌肉维持其稳定的，在此稳定的基础上进行着灵活的多方向的功能活动，如前后轴上的内收、外展运动，左右轴上的前屈、后伸及上举运动，纵轴上的上臂内旋和外旋运动及各个方向的旋转运动。

肩关节的灵活多动很容易致使肩周出现劳损，决定了肩周炎的多发性。随着年龄的增长，机体肌力减退，抗病能力减弱，加之肩关节长期反复的活动，其慢性劳损在所难免，如若稍有不慎，则劳损性肩周炎就可能发生。为了预防和减少劳损性肩周炎的发生，日常生活中应注意以下几点。

（1）平时注意保护肩关节，防止过猛、过快地活动肩关节。

（2）注意肩部避寒保暖，防止受风着凉，感受寒湿之邪。

（3）养成防伤习惯，推、拿、拉、捡等动作时要防止用力过猛，应轻轻随之而动。

（4）加强体育锻炼，增强肌力。注意饮食调节，增强机体抗病能力。

（5）睡觉时要选择合适的体位，不能常卧一侧或低枕耸肩侧卧，防止肩部软组织长时间受牵拉或挤压而致劳损。

（6）经常伏案、双肩常处于外展位的工作人员，应注意调整姿势，以避免长期的不良姿势造成慢性劳损。

38 肩部和上臂骨折后如何预防外伤性肩周炎？

咨询： 我今年46岁，前些天不小心跌倒，致使右上臂骨折，正在住院治疗。听医生说肩部和上臂骨折后容易引起外伤性肩周炎，需注意预防，但具体怎样预防没有听清楚，我想了解一下。请您给我讲一讲：**肩部和上臂骨折后如何预防外伤性肩周炎？**

解答： 发生肩部和上臂骨折后，在积极治疗肩部和上臂骨折的同时，注意功能锻炼是预防外伤性肩周炎行之有效的方法。功能锻炼通常分为三期，现将其具体方法予以介绍。

（1）第一期：第一期功能锻炼应从骨折后第2~3日开始到第3周末。早期为了防止骨折错位以及使受损伤的关节囊、滑膜、韧带等组织尽可能在接近正常位置上愈合，防止瘢痕过大，对骨折局部应采取制动措施。主要通过作呼吸运动、下肢运动和健侧上肢运动来改善全身状况，加速血液循环。对未固定的远离骨折部位的手指关节、腕关节、肘关节等也应加强运动，如握拳、腕关节屈伸等，以改善局部血液循环。这样既可以促进骨痂生长，又对早期外伤后炎性渗出及水肿的吸收起到十分重要的作用。必要时还可配合以按摩来消肿和解除肌肉痉挛。

（2）第二期：第二期功能锻炼从骨折后第4周开始，在第一期功能锻炼的基础上增加一些专门运动，尤其是一些主动性的运动。例如在躯干前倾90°的情况下做患侧上肢前举至水平位的运动、外展平举运动、躯干向患侧倾斜做患侧上肢前后摆动、小范围的旋转运动等。上述主动运动应缓慢柔和，以不引起明显的疼痛为原则，并根据具体情况逐渐增加肩关节的活动的范围，千万注意不可使已复位的骨折再错位和对骨折部位造成新的伤害。

（3）第三期：第三期功能锻炼从骨痂生长牢固后开始，可配合理疗、按摩等。在全身锻炼的基础上着重锻炼患侧上肢的关节功能和肌肉力量，主要是利用各种器械，如体操棒、肋木、滑轮装置、肩关节练习器、哑铃、实心球等加强肌肉的力量，改善患侧肩关节的功能。

第二章
中医治疗肩周炎

提起中医，大家会想到阴阳、五行、舌苔、脉象等，认为中医知识深奥难懂，对疾病的认识与西医不同。本章采取通俗易懂的语言，讲解了中医是怎样认识肩周炎的、肩周炎的中医分型，以及中医治疗肩周炎常用的方药、方法等，以便让大家了解一些中医防治肩周炎的知识，合理选择中医治疗肩周炎的药物和方法。

01 中医是怎样认识肩周炎的?

咨询: 我今年49岁,最近一段时间总感觉左侧肩部疼痛不舒服,经检查被诊断为肩周炎。我知道肩周炎是西医学的病名,中医学和西医学有着不同的理论体系,中医学的"漏肩风"和"锁肩风"相当于西医学的肩周炎。我想了解一下:中医是怎样认识肩周炎的?

解答: 首先说明一下,中医的理论深奥难懂,但愿下面的介绍对您有所帮助。肩周炎是西医学之病名,在中医经典著作中并无"肩周炎"之病名,不过根据肩周炎的症状、体征和发病机制,可将其归属于中医学"漏肩风""锁肩风""肩凝症""肩痹""肩胛周痹"等的范畴。

在中医古典医籍《素问·痹论》中有骨痹、筋痹、脉痹、皮痹等分类,认为其病因与风寒湿有关。在《灵枢·贼风》中首次提出其发病与外伤有密切关系,认为伤后恶血停聚于肌肉筋骨之间,气血运行不畅,易受风寒湿邪侵袭,恶血与外邪侵袭相合则发为痹证。至隋唐时期又进一步认识到其发病与劳伤和气血不足有关,如《诸病源候论》中有"此由体虚,腠理开,风邪在于筋故也……邪客机关,则使筋挛,邪客足太阳之络,令人肩背拘急"的记载,《仙授理伤续断秘方》也有"带伤筋骨,肩背疼痛"的论述,指出了其与外伤有明确的关系。至清代,《医宗金鉴》总结了数千年来医家对肩背痛的认识,指出肩背痛有经络气滞、气虚、血虚以及兼风、兼痰等证候。

现代中医总结先贤的经验，认为肩周炎的发病与气血不足、外感风寒湿及闪挫劳伤有关。若年老体虚，肝肾精亏，气血不足，则筋失所养，血虚生痛，日久筋骨衰颓，筋脉拘急而不用；若老年营卫虚弱，复因久居湿地，风雨露宿，夜寐露肩当风，以致风寒湿邪客于血脉筋肉，血行不畅，则脉络拘急疼痛，寒湿之邪淫溢于筋肉则屈而不能伸，痿而不能用；若外伤筋骨或劳累过度，筋脉受损，瘀血内阻，脉络不通，不通则痛，日久筋脉失养，拘急不用。

基于中医学对肩周炎病因病机的认识，中医治疗肩周炎的方法虽然多种多样，但基本原则总不离祛风除湿散寒，活血化瘀通络，既治标又治本，总以缓解肩部疼痛不适，恢复肩关节运动功能为目的。

02 治疗肩周炎常用的单味中药有哪些？

咨询：我最近总感觉右侧肩部疼痛不舒服，经检查被诊断为肩周炎。我问了几位肩周炎老病号，都说中药治疗肩周炎的效果不错，我准备服用中药汤剂治疗。我知道中药的种类繁多，有些中药并不适合用于治疗肩周炎。我要咨询的是：治疗肩周炎常用的单味中药有哪些？

解答：我国有着丰富的中药资源，中药的种类繁多，本草书籍所载的达数千种，临床常用的单味中药也有数百种之多，不过并不是所有中药都适宜于治疗肩周炎。下面介绍一些治疗肩周炎常用的单味中药，供您参考。

（1）木瓜：木瓜为蔷薇科落叶灌木贴梗海棠的果实，其味酸，性温，具有舒筋活络、除湿和胃之功效。木瓜有较好的舒筋活络作用，且能祛湿除痹，为治久风顽痹、筋脉拘急之要药。适用于风湿痹痛，筋脉拘挛，脚气水肿等。此外，根据其除湿和胃之功能，还用于吐泻转筋、消化不良等。木瓜用于治疗肩周炎时适宜于各种类型的患者，其中对中医辨证属风寒型、痰湿型者效果较好。木瓜的用法一般为每次 10~15 克，水煎服。应当注意的是，胃酸过多者不宜用。

（2）防风：防风为伞形科多年生草本植物防风的根，其味甘、辛，性微温，具有祛风解表、除湿、解痉之功效。适用于感冒风寒之发热恶寒、头痛身痛，风邪侵袭之风疹瘙痒，风毒内侵之破伤风，肝郁侮脾之腹痛泄泻，以及风湿痹痛等。防风祛风散寒、胜湿解痉止痛之功效显著，所以也常用于治疗肩周炎，以缓解肩部酸沉不适、疼痛等症状，改善肩关节的运动功能。防风的用法一般为每次 3~10 克，水煎服。应当注意的是，阴虚火旺及血虚发痉者应慎用。

（3）桂枝：桂枝为樟科常绿植物肉桂的干燥嫩枝，其味辛、甘，性温，具有发汗解肌、温通经脉、助阳化气之功效。桂枝能解肌、温阳、行水，可外可内，能散能补，在外感、内伤病中均有广泛用途，适用于风寒感冒、风寒湿邪侵入经络之肌肉关节疼痛、妇女寒凝所致之经闭腹痛，以及胸阳不振之胸痛、心悸、痰饮等。作为解肌通脉之良药，桂枝对风寒型、气滞血瘀型以及痰湿型肩周炎患者有较好的疗效，能缓解肩部酸沉疼痛等症状，改善肩关节的运动功能。桂枝的用法一般为每次3~10克，水煎服。由于桂枝辛温助热，容易伤阴动血，所以凡外感热病、阴虚火旺、血热妄行者，均忌用，孕妇及月经过多者也不宜用。

（4）羌活：羌活为伞形科多年生草本植物羌活的干燥根茎及根，其味辛、苦，性温，具有散寒解表、祛风湿、止疼痛等功效。适用于外感风寒所致的发热恶寒、头身疼痛，风寒湿邪侵袭机休所致的肢体疼痛、颈肩背酸痛等。《用药法象》中说羌活"治风寒湿痹，酸痛不仁，诸风掉眩，颈项难伸"，羌活辛散祛风、味苦燥湿、性温散寒，能祛除风寒湿邪，通利关节而止疼痛，且作用部位偏上，故善治腰以上风寒湿痹，尤以肩背肢节疼痛者为佳。对肩周炎患者，不论何种证型，应用羌活治疗每获良效，能很快改善自觉症状，恢复肩关节正常运动功能。羌活的用法一般为每次3~10克，水煎服。羌活气味浓烈，用量过多易致呕吐，脾胃虚弱者不宜服，血虚痹痛、阴虚头痛者慎用。

（5）白芍：白芍为毛茛科多年生草本植物芍药的根，是临床最常用的中药之一，其味甘、苦、酸，性微寒，具有平抑肝阳、养血敛阴、缓急止痛、调经之功效。适用于肝阴不足、肝阳上亢所致的头胀头痛、眩晕耳鸣、烦躁易怒，血虚所致的月经不调、痛经、崩漏、自汗盗汗，肝气郁滞、肝胃不和引起的胸胁脘腹疼痛，以及血不养筋所致的颈肩酸痛、手足肌肉痉挛疼痛等。作为平肝养血、缓急止痛的常用药物，白芍适用于所有类型的肩周炎患者，对中医辨证属气滞血瘀型、气血虚弱型者效果尤好。白芍的用法一般为每次10~15克，水煎服，大剂量可用至30克。在应用白芍时，切记其反藜芦。

（6）秦艽：秦艽为龙胆科多年生草本植物大叶龙胆、小叶秦艽的根，其味苦、辛，性微寒，具有祛风湿、止痹痛、退虚热、清湿热之功效。秦艽苦而不燥，辛能宣散，为风药中之润剂，能祛风胜湿，舒筋通络，疏利关节，活血止痛，常用于痹证之风湿热痹的发热、肢体关节游走酸痛、筋脉挛急，以及风寒湿痹的肢体关节酸痛、遇寒即发或背痛连胸者；也用于中风之风中阳明的口眼㖞斜、语言不利、恶风恶寒，血虚风中、经脉不利之舌强不语、半身不遂等；还用于便血之风客大肠、下血鲜红、大便燥结者。由于秦艽能清热邪、凉疳热、除湿热、利小便，所以也用于虚劳发热、骨蒸潮热、湿热黄疸等证。秦艽祛风湿、止痹痛的效果良好，是治疗肩周炎最常用的中药之一，能消除肩部酸沉痛麻，改善肩关节的运动功能。秦艽的用法一般为每次5~15克，水煎服。

（7）葛根：葛根为豆科多年生落叶藤本植物野葛的干燥根，其味甘、辛，性凉，具有发表解肌、透发麻疹、解热生津、升阳止泻之功效。葛根长于散阳明肌肉之邪，鼓胃气上行生津，适用于外感发热头痛、恶寒无汗项强，热病口渴，麻疹透发不畅，脾虚泄泻，湿热泻痢，以及消渴、高血压、颈项强痛等病证。近年来，对葛根升发清阳、解肌舒脉的效用多有发挥，广泛应用于高血压、高脂血症、冠心病心绞痛、血管神经性头痛、脑梗死、颈椎病、腰腿痛、肩周炎、糖尿病、外感发热、荨麻疹等的治疗。葛根用于治疗肩周炎常取其发表解肌之功效，以缓解肩部酸沉疼痛不适等症状，尤其适宜于风寒型、气滞血瘀型患者。葛根的用法一般为每次10~15克，水煎服。

（8）桑枝：桑枝为桑科落叶乔木植物桑的嫩枝，其味苦，性平，具有祛风通络、利关节之功效。桑枝味苦，性平，通行善走，能祛风湿、利关节、通经络、达四肢、行水气、止疼痛。适用于风寒湿痹所致的关节酸痛、四肢麻木拘挛，尤其适宜于上肢肩臂疼痛；还适用于痰火壅滞、经络阻滞之口眼㖞斜、语言謇涩、半身不遂，风客皮腠、皮肤变色的白癜风、紫癜风，以及水湿停滞之水肿等。桑枝是治疗肩周炎的常用中药之一，不论是风寒型、肾虚型、气滞血瘀型，还是痰湿型、气血虚弱型，均可应用，能有效改善肩部酸胀麻痛不适等症状，恢复肩关节正常运动功能。桑枝的用法一般为每次15~30克，水煎服。

（9）姜黄：姜黄为姜科多年生草本植物姜黄的根茎，其味辛、甘，性温，具有行气活血、通经止痛之功效。适用于血瘀气滞之胸胁疼痛，经闭腹痛，跌打损伤，风湿痹痛等。由于姜黄辛温而兼苦，能外散风寒湿邪，内行气血，通经络而止疼痛，尤长于行肢臂而除痹痛，所以临床中常配伍羌活、防风、川芎、当归等祛风活血之品，以治疗肩周炎、颈椎病、腰肌劳损、腰椎骨质增生、类风湿关节炎、肢体麻木疼痛等。姜黄用于治疗肩周炎能缓解颈肩部疼痛不适等症状，改善肩关节的运动功能，对于中医辨证属气滞血瘀型、寒湿痹阻型以及痰湿型的患者疗效尤佳。姜黄的用法一般为每次3~10克，水煎服。

（10）川芎：川芎为伞形科草本植物川芎的根茎，其味辛，性温，具有活血行气、祛风止痛之功效。川芎走而不守，能载药上行头巅，下达四肢，外切皮毛，旁通肌肉，乃"血中之气药"。川芎为临床常用的活血行气药，适用于月经不调，经闭腹痛、痛经，胸胁刺痛，跌打肿痛，感冒头痛，风湿痹痛，以及冠心病心绞痛、血栓闭塞性脉管炎、缺血性中风、眩晕等。作为祛风活血止痛的良药，川芎适用于各种类型的肩周炎患者，能有效缓解肩部疼痛不适等症状，改善肩关节的运动功能，其中对中医辨证属于气血瘀滞型者效果尤好。川芎的用法一般为每次3~10克，水煎服。应当注意的是，凡阴虚火旺、多汗以及女子月经过多者应慎用。

（11）威灵仙：威灵仙为毛茛科多年生灌木植物威灵仙的根，其味辛，性温，具有祛风湿、通经络、消骨哽之功效。适用于风湿痹痛、肢体麻木、筋脉拘挛、关节屈伸不利以及诸骨哽咽等病证。威灵仙辛散温通，性猛善走，其通行经络、祛风除湿止痛之力颇强，是治疗肩周炎最常用的中药之一，能有效缓解肩部疼痛不适、肩关节活动受限等。威灵仙的用法一般为每次5~15克，水煎服。

（12）豨莶草：豨莶草为菊科一年生草本植物豨莶、腺梗豨莶或毛梗豨莶的地上部分，其味辛、苦，性寒，具有祛风湿、通经络、清热解毒之功效。豨莶草祛风湿、通经络的作用显著，适用于风湿痹证、骨节疼痛、四肢麻木、脚软无力以及疮疡肿毒、湿疹瘙痒等证，近年来也用于治疗高血压、风湿性关节炎、肩周炎、颈椎病、腰椎间盘突出症、腰肌劳损、坐骨神经痛、中风及其后遗症、冠心病、慢性肝炎、皮肤病等。豨莶草用于治疗肩周炎适用于各种类型的患者，能缓解肩部酸麻沉痛不适，恢复肩关节正常运动功能。豨莶草的用法一般为每次15~20克，水煎服，治风湿痹证宜制用。

03 治疗肩周炎的著名方剂有哪些?

咨询： 我今年54岁，最近总感觉右侧肩部疼痛，肩关节的功能活动也受到限制，刷牙、举手都感到困难，经检查被诊断为肩周炎，正在服用中药汤剂治疗，选用的是蠲痹汤加减。听说治疗肩周炎的方剂有很多，其中不乏著名者。我想知道：治疗肩周炎的著名方剂有哪些?

解答： 正像您听说的那样，用于治疗肩周炎的方剂确实有很多，这当中最著名的当数蠲痹汤、五痹汤、当归四逆汤、九味羌活汤、羌活胜湿汤、独活寄生汤、桂枝加葛根汤和黄芪桂枝五物汤，下面将其组成、用法、功效、主治、方解等介绍如下。

（1）蠲痹汤（《百一选方》）

组成：羌活、姜黄、当归、炙黄芪、赤芍、防风各9克，炙甘草3克。

用法：加生姜3克，每日1剂，水煎服。

功效：益气和营，祛风胜湿。

主治：营卫两虚，风湿痹痛，肩项臂痛，手足麻木。

方解：方中黄芪、甘草益气；防风、羌活疏风除湿；当归、赤芍和营活血；姜黄理血中之气滞，祛除寒湿；生姜为引，和营卫，达腠理。诸药配合，共奏益气和营、祛风胜湿之功效。

按语：本方以营卫两虚、风湿痹痛、项背痛、肩痛、臂痛肢麻、舌苔白、脉沉迟为辨证要点。现代常用于治疗风湿性关节炎、肩臂痛、腰腿痛、颈椎病、肩周炎等。

（2）五痹汤（《太平惠民和剂局方》）

组成：片姜黄、羌活、白术、防己各30克，炙甘草15克。

用法：将上药共研为粗末，每次取12克，加生姜10片，水煎服。

功效：祛风除湿，通络止痛。

主治：风寒湿痹，经络不利，肢节疼痛，麻木不仁。

方解：方中羌活祛风除湿；姜黄散风寒，行气血，通经止痛；防己祛风湿，止疼痛；白术健脾除湿；生姜辛散寒湿；甘草调和诸药。上药合用，共达祛风除湿、通络止痛之功效。

按语：本方以筋骨酸痛，尤以上肢颈项肩臂为甚，举动不利为辨证要点。现代常用于治疗风湿性关节炎、腰腿痛、颈椎病、肩周炎等。

（3）当归四逆汤（《伤寒论》）

组成：当归12克，桂枝、白芍各9克，细辛1.5克，炙甘草5克，通草3克，大枣8枚。

用法：每日1剂，水煎服。

功效：温经散寒，养血通脉。

主治：阳气不足而又血虚，外受寒邪，手足厥寒，舌淡苔白，脉细欲绝或沉细，以及寒入经络之肩背、腰腿疼痛等。

方解：方中当归苦辛甘温，补血和血，与白芍配合以补血虚；桂枝辛甘而温，温经散寒，与细辛合而除内外之寒；甘草、大枣甘而益气健脾，既助当归、白芍补血，又助桂枝、细辛通阳；更加通草通经脉，使阴血充，客寒除，阳气振，经脉通，手足温而脉复。诸药合用，共成温经散寒、养血通脉之剂。

按语：本方以手足厥冷、遇寒加剧、舌淡苔白、脉细欲绝为辨证要点。现代常用于治疗血栓闭塞性脉管炎、雷诺病、风湿性关节炎、坐骨神经痛、末梢神经炎、偏头痛、颈椎病、肩周炎、寒冷性多形性红斑等。

（4）九味羌活汤（《此事难知》）

组成：羌活、防风、苍术各5克，细辛1克，川芎、白芷、生地黄、黄芩、甘草各3克。

用法：每日1剂，水煎服。

功效：发汗祛湿，兼清里热。

主治：外感风寒湿邪，兼有里热，恶寒发热，肌表无汗，头痛项强，肢体酸楚疼痛，口苦而渴。

方解：方中羌活辛温芳香，上行发散，除肌表之风寒湿邪；防风、苍术发汗祛湿，助羌活解表散邪；细辛、白芷、川芎散风寒，宣湿痹，行气血，除头身疼痛；更用黄芩、生地黄，既清在里之热，又制诸药之温燥；甘草调和诸药。九味药配合，共成发汗祛湿、兼清里热之剂。

按语：本方以恶寒发热、肢体酸痛、口苦而渴为辨证要点。现代常用于治疗感冒、风湿性关节炎、面神经麻痹、荨麻疹、落枕、颈椎病、肩周炎、肌纤维织炎、下颌关节炎等。应当注意的是，凡风热表证、阴虚津少者不宜应用本方。药理研究表明，本方具有显著的解热镇痛等作用。

（5）羌活胜湿汤（《内外伤辨惑论》）

组成：羌活、独活各6克，藁本、防风、川芎、炙甘草各3克，蔓荆子2克。

用法：每日1剂，水煎服。

功效：祛风胜湿。

主治：风湿在表，肩背痛不可回顾，疼痛身重，或腰脊疼痛，难以转侧，苔白脉浮。

方解：方中以羌活、独活为主，羌活入太阳经，能祛上部风湿，独活善祛下部风湿，二者相合，能散周身风湿，疏利关节而通痹；以防风、藁本为辅，祛太阳风湿，且止头痛；佐以川芎活血祛风止痛，蔓荆子祛风止痛；使以甘草调和诸药。上药合用，共成祛风胜湿之剂。

按语：本方以头痛身痛、难以转侧、苔白脉浮为辨证要点。现代常用于治疗感冒、风湿性关节炎、神经性头痛、过敏性紫癜、颈椎病、肩周炎等。

（6）独活寄生汤（《备急千金要方》）

组成：独活9克，桑寄生、杜仲、牛膝、秦艽、茯苓、肉桂心、防风、川芎、人参、甘草、当归、细辛、白芍、干地黄各6克。

用法：每日1剂，水煎服。

功效：祛风湿，止痹痛，益肝肾，补气血。

主治：痹证日久，肝肾两亏，气血不足，腰膝疼痛，肢节屈伸不利，或麻木不仁，畏寒喜温，心悸气短，舌淡苔白，脉细弱。

方解：方中独活为主药，取其理伏风，善祛下焦与筋骨间之风寒湿邪；佐以细辛发散阴经风寒，搜剔筋骨风湿而止痛；防风祛风邪以胜湿；秦艽除风湿而舒筋；桑寄生、杜仲、牛膝祛风湿兼补肝肾；当归、川芎、干地黄、白芍养血又兼活血；人参、茯苓补气健脾；肉桂心温通血脉；甘草调和诸药。总观全方，祛邪扶正，标本兼顾，可使血气足而风湿除，肝肾强而痹痛愈。

按语：本方以腰膝酸软、肢体麻木疼痛为辨证要点。现代常用于治疗坐骨神经痛、腰背或四肢的慢性劳损、关节痛、骨关节炎、类风湿关节炎、强直性脊柱炎、腰椎骨质增生、颈椎病、肩周炎、颈项僵硬疼痛等。

（7）桂枝加葛根汤（《伤寒论》）

组成：葛根12克，桂枝、白芍、生姜各9克，炙甘草6克，大枣7枚。

用法：每日1剂，水煎服。

功效：解肌祛风，升津舒经。

主治：外感风寒表虚，发热，汗出恶风，项背强痛拘急，不能自如俯仰，舌苔薄白，脉浮缓。

方解：本方即桂枝汤加葛根而成，方中桂枝、白芍、生姜、大枣、炙甘草取桂枝汤之意以解肌祛风，调和营卫；葛根鼓舞胃气上行，升津液以濡润经脉，解除项背拘急，且助解肌发表。诸药配合，共成解肌祛风、升津舒经之剂。

按语：本方以发热汗出恶风、项背拘急不舒为辨证要点。现代常用于治疗感冒、头痛、落枕、颈背肌劳损、颈椎病、肩周炎、斜颈、面神经炎、下颌关节炎、风寒型肩痹证等。

（8）黄芪桂枝五物汤（《金匮要略》）

组成：黄芪、生姜各12克，白芍、桂枝各9克，大枣4枚。

用法：每日1剂，水煎服。

功效：益气温经，和营通痹。

主治：血痹证，肌肤麻木不仁，脉微涩而紧。

方解：方中黄芪益气固表，为主药；辅以桂枝温经通阳，协黄芪达表而运行气血；佐以白芍养血和营；使以生姜祛散风邪，生姜、大枣同用以调和营卫。上药合用，可使气行血畅，则血痹之证自愈。

按语：本方以局部肌肤麻木不仁为辨证要点。现代常用于'治疗坐骨神经痛、末梢神经炎、肩周炎、颈椎病、类风湿关节炎、血栓闭塞性脉管炎、中风后遗症等。

04 中医通常将肩周炎分为几种证型？

咨询： 我今年50岁，最近总感觉左侧肩部疼痛不舒服，经检查诊断为肩周炎。听说在针灸治疗的同时，根据中医辨证分型配合中药汤剂治疗效果不错。我想了解一下肩周炎的中医辨证分型情况。麻烦您给我讲一讲：**中医通常将肩周炎分为几种证型？**

解答： 您问的这个问题有很多肩周炎患者问过，中医的特色就是整体观念和辨证论治，中医治疗疾病是根据不同患者的不同病情，也就是不同的分型来辨证治疗的，肩周炎也是一样。肩周炎虽然都有肩部疼痛不适、活动受限，但具体到每一位患者来讲，其临床表现是多种多样、千差万别的。

根据肩周炎患者临床症状特点和发病机制的不同，中医通常将其分为风寒侵袭型、气滞血瘀型、气血虚弱型、痰湿凝滞型和肾精亏虚型五种基本证型，下面是其临床表现。

（1）风寒侵袭型：主要表现为肩部疼痛，疼痛牵扯肩胛、背部、上臂、颈项，并有拘急感，天冷或受凉时加重，得热减轻，肩部活动受限，压痛明显，舌质淡，苔薄白，脉浮或紧或沉细。

（2）气滞血瘀型：主要表现为肩部疼痛，呈胀痛或刺痛，痛势剧烈，入夜更甚，甚至夜间难眠，痛处不移，活动受限或疼痛拒按，多牵扯上肢和颈项部，情志刺激加重，舌质紫暗或有瘀斑瘀点，脉细涩。

（3）气血虚弱型：主要表现为肩部疼痛，痛势不重，隐隐作痛，劳累后加重，休息后减轻，病侧上肢麻木，身倦乏力，面色㿠白，头晕心悸，舌质淡，苔薄白，脉细无力。

（4）痰湿凝滞型：主要表现为肩痛绵绵难愈，筋肉疼痛，有沉重感，痛处拒按，活动受限，阴雨天或遇冷疼痛加重，得热稍舒，舌质淡，苔白腻，脉细濡。

（5）肾精亏虚型：主要表现为肩部酸沉隐痛，举动无力，劳累加重，休息减轻，头晕目眩，腰膝酸软，五心烦热，或面色㿠白，手足不温，舌质淡，苔薄白，脉沉细无力。

05 中医治疗肩周炎常用的方法有哪些？

咨询：我今年48岁，最近总感觉左侧肩部疼痛不舒服，肩关节的功能活动也受到限制，举手、系腰带都感到困难，今天到医院就诊，经检查被诊断为肩周炎。听说中医治疗肩周炎方法多、效果好，我准备采用中医的方法治疗。请问：中医治疗肩周炎常用的方法有哪些？

解答：正像您听说的那样，中医治疗肩周炎确实方法多、效果好。肩周炎的治疗原则是针对肩周炎的不同时期，或视其不同症状的严重程度，采取相应的治疗措施。在肩周炎早期，其治疗以解除疼痛、预防肩关节功能障碍为目的；在冻结期，治疗的重点以恢复肩关节运动功能为目的；在恢复期，则以消除残余症状为主要治疗法则。

在肩周炎早期，尽管应用中药内服外用以消炎止痛是主要治疗手段，但运动、按摩、针灸、拔罐、热敷等治疗方法也是必不可少的，在药物治疗的同时，配合以运动、按摩、针灸等治疗方法，有助于缓解疼痛，预防肩关节功能障碍。对处于冻结期的绝大多数肩周炎患者来说，运用运动、按摩、针灸、拔罐、热敷等治疗手段，是恢复肩关节运动功能、促进病体康复的好办法。对于恢复期的肩周炎患者，重视运动、按摩、热敷等治疗调养方法，注意自我调理，是消除残余症状、促进患者逐渐康复、防止病情反复的主要方法。运动、按摩、针灸、拔罐、热敷等治疗方法在肩周炎治疗中的作用是内服、外用药物不可替代的。

医生与患者共同参与、互相配合，在重视中药内服外用治疗的同时，采用综合性的措施，配合以针灸、拔罐、运动、按摩、热敷、沐浴等方法调治，结合药膳、药酒、药茶等进行调理，是缓解肩部疼痛不适、恢复肩关节运动功能、促进肩周炎患者逐渐康复的可靠方法。

06 中医是怎样辨证治疗肩周炎的？

咨询： 我今年 46 岁，最近一段时间总感觉右侧肩部疼痛不舒服，今天到医院就诊，经检查被诊断为肩周炎。我上网查了一下，中医辨证用中药治疗肩周炎的效果不错，不过具体怎样辨证治疗网上没有讲。我要问的是：<u>中医是怎样辨证治疗肩周炎的？</u>

解答： 中医辨证用中药治疗肩周炎的效果确实不错。根据肩周炎临床症状特点和发病机制的不同，中医通常将其归纳为风寒侵袭型、气滞血瘀型、气血虚弱型、痰湿凝滞型和肾精亏虚型五种基本证型进行辨证治疗。当然，各证型间是相互联系的，可单独出现，亦可合并出现。内服中药取效较慢，通常与针灸、按摩以及中药外用等治疗方法配合应用，以提高临床疗效。

（1）风寒侵袭型

病因：多由汗出当风，贪凉着寒，久受风寒所致。

主症：肩部疼痛，疼痛牵扯肩胛、背部、上臂、颈项，并有拘急感，天冷或受凉时加重，得热减轻，肩部活动受限，压痛明显。舌质淡，苔薄白，脉浮或紧或沉细。

治则：祛风散寒，通络止痛。

方药：蠲痹汤加减。羌活、独活、桂枝、秦艽、桑枝、当归、川芎、乳香各 10 克，赤芍、白芍各 12 克，姜黄、木香各

6克，甘草3克。

加减：寒胜者加制川乌、细辛；风胜者重用羌活，加防风等。

用法：每日1剂，水煎取汁，分早、晚2次温服。

（2）气滞血瘀型

病因：多由情志不遂、气机阻滞，或外伤、劳损，致使肩部气滞血瘀，经脉阻滞所致。

主症：肩部疼痛，呈胀痛或刺痛，痛势剧烈，入夜更甚，甚至夜间难眠，痛处不移，活动受限或疼痛拒按，多牵扯上肢和颈项部，情志刺激加重。舌质紫暗或有瘀斑瘀点，脉细涩。

治则：理气活血，通络止痛。

方药：活络效灵丹合桃红四物汤加减。当归、桃仁、红花、熟地黄、川芎、桂枝、白芍、柴胡、延胡索各10克，秦艽、丹参、鸡血藤各15克，甘草3克。

加减：血瘀明显者加乳香、没药、三七；肩部酸麻者加地龙、桑枝；有风寒之象者加羌活、细辛、防风。

用法：每日1剂，水煎取汁，分早、晚2次温服。

（3）气血虚弱型

病因：多因素体气血虚弱，或劳累过度、耗伤气血，或由于失血过多等，致使气血不足，筋脉失养所致。

主症：肩部疼痛，痛势不重，隐隐作痛，劳累后加重，休息后减轻，病侧上肢麻木，身倦乏力，面色㿠白，头晕心悸。舌质淡，苔薄白，脉细无力。

治则：益气养血，祛风通络。

方药：黄芪桂枝五物汤加减。黄芪24克，当归15克，白芍12克，桂枝、秦艽、川芎、生地黄、熟地黄、桑枝各10克，甘草3克，生姜3片，大枣6枚。

加减：寒邪明显者加羌活、独活；湿邪明显者加薏苡仁、海桐皮；疼痛较重、肩关节活动障碍明显者加全蝎、鸡血藤、木瓜等。

用法：每日1剂，水煎取汁，分早、晚2次温服。

（4）痰湿凝滞型

病因：多因素体湿盛或湿邪入侵，聚湿成痰，留滞肩部所致。

主症：肩痛缠绵难愈，筋肉疼痛，有沉重感，痛处拒按，活动受限，阴雨天或遇冷疼痛加重，得热稍舒。舌质淡，苔白腻，脉细濡。

治则：祛湿化痰，通络止痛。

方药：羌活胜湿汤加减。薏苡仁15克，羌活、半夏、陈皮、威灵仙、茯苓、桑枝、白术各12克，川芎、地龙各10克，防风9克，全蝎6克，甘草3克。

加减：疼痛明显者加桂枝、全蝎；酸沉麻胀较重者加桑枝、薏苡仁、木瓜；寒重者加制川乌、细辛。

用法：每日1剂，水煎取汁，分早、晚2次温服。

（5）肾精亏虚型

病因：多因年老肾气虚弱，精血亏损，不能濡养筋脉所致。

主症：肩部酸沉隐痛，举动无力，劳累加重，休息减轻，头晕目眩，腰膝酸软，五心烦热，或面色㿠白，手足不温。舌质淡，苔薄白，脉沉细无力。

治则：滋阴补肾，舒筋活络。

方药：六味地黄汤加减。鸡血藤18克，杜仲、熟地黄、山药、茯苓、泽泻、桑枝、白芍、羌活、当归各10克，山萸肉9

克，甘草3克。

加减：偏于肾阴虚者加丹皮、生地黄、赤芍、栀子；偏于肾阳虚者加桂枝、附子、补骨脂；酸沉麻胀较重者加薏苡仁、木瓜、地龙。

用法：每日1剂，水煎取汁，分早、晚2次温服。

07 如何选用单方、验方治疗肩周炎？

咨询：我今年52岁，患有肩周炎，正在进行针灸治疗。我知道中医治疗肩周炎手段多、不良反应少，听说单方验方治疗肩周炎的效果也不错，我想与针灸治疗配合应用，以获得更好的疗效，但不知道如何选用单方验方。麻烦您告诉我：如何选用单方验方治疗肩周炎？

解答：确实像您知道的那样，中医治疗肩周炎有众多的手段，并且疗效肯定，不良反应少，单方、验方只是中医诸多治疗肩周炎方法中的一种。

单方是指药味不多，取材便利，对某些病证具有独特疗效的方剂。单方治病在民间源远流长，享有盛誉，"单方治大病"之说有口皆碑，深入人心。采用单方治疗肩周炎，能有效缓解肩周炎患者肩部酸沉疼痛不适等自觉症状，恢复肩关节正常运动功能，深受广大患者的欢迎。

验方是经验效方的简称，千方易得，一效难求，古今多少名医，毕其一生精力，在探求疾病的治疗中，反复尝试，反复验证，创造了一个个效验良方，此即验方。验方是医界同道在继承总结前人经验的基础上，融汇新知，不断创新，总结出的行之有效的经验新方。不断挖掘整理名医专家治疗肩周炎的经验效方，对于指导临床实践，提高治疗肩周炎的临床疗效，无疑有举足轻重的作用。

单方、验方治疗肩周炎效果虽好，也只是中医治疗肩周炎诸多方法中的一种，若能与针灸、按摩、运动锻炼等治疗方法相互配合，采取综合性的治疗措施，其临床疗效可大为提高。需要说明的是，用于治疗肩周炎的单方、验方较多，它们各有其适用范围，由于肩周炎患者个体差异和病情轻重不一，加之部分方剂还含有毒性药物，因此在应用单方、验方时，一定要在有经验医师的指导下进行，做到根据病情辨病辨证选方用方，依单方、验方的功效和适应证仔细分析、灵活运用，并注意随病情的变化及时调整用药，切忌生搬硬套。

08 治疗肩周炎常用的单方有哪些？

咨询：我生活在豫南农村，在我们这里用单方调治小伤小病较为普遍。我患有肩周炎，不仅右侧肩部疼痛，肩关节的功能活动也受到限制。听说有些单方能消除肩部疼痛，恢复肩关节正常活动功能，我准备试一试。请您介绍一下：治疗肩周炎常用的单方有哪些？

解答：人们常说"单方治大病"，单方应用得当确实能治疗肩周炎，消除肩部疼痛，恢复肩关节正常活动功能。在长期的实践中，人们总结出众多行之有效的治疗肩周炎的单方，下面选取几则常用者，从处方、用法、主治3个方面予以介绍，供您参考。

【处方一】

处方：片姜黄10克。

用法：每日1剂，将片姜黄研为粗末，水煎2次，混合后分上午、下午服。

主治：肩周炎。

【处方二】

处方：桑枝30克。

用法：每日1~2剂，水煎服。

主治：肩周炎。

【处方三】

处方：麻黄、制川乌各6克，黄芪、白芍各10克，炙甘草3克，蜂蜜60毫升。

用法：每日1剂，将上药水煎后取药汁，调入蜂蜜，分2次服用。

主治：风寒侵袭型肩周炎。

【处方四】

处方：玉竹、桑寄生各30克，鹿衔草、白术、茯苓、怀牛膝、白芍各15克，炙甘草9克。

用法：每日1剂，水煎服。

主治：肩周炎。

《处方五》

处方：长叶紫珠鲜叶 6~9 克。

用法：每日 1 剂，水煎服。

主治：寒湿痹痛型肩周炎。

《处方六》

处方：天仙藤、羌活、白术、白芷各 9 克，片姜黄 18 克，制半夏 15 克。

用法：将上药共研成粗末，每次取 9 克，每日 2 次，生姜 5 片煎汁为引，冲服之。

主治：肩周炎。

《处方七》

处方：茯苓 15 克，姜半夏、白术各 12 克，片姜黄、桑枝各 10 克，生姜 6 克。

用法：每日 1 剂，水煎服。

主治：痰湿凝滞型肩周炎。

《处方八》

处方：制天南星、苍术各 6 克，生姜 3 片。

用法：每日 1 剂，水煎服。

主治：肩周炎。

《处方九》

处方：川牛膝、桑枝、地龙、羌活各 20 克，没药、桂枝、木香各 15 克，白酒适量。

用法：将上药研为细末，混匀后备用。每次 3~6 克，每日

2次，用温白酒送服。

主治：痰湿凝滞型肩周炎。

《处方十》

处方：当归90克，米酒1000毫升。

用法：将当归洗净切片，放入盛有米酒的瓶子中，密封7日后饮用，每次20~30毫升，每日2~3次。

主治：肩周炎。

09 治疗肩周炎常用的验方有哪些？

咨询： 我最近总感觉左侧肩部疼痛不舒服，肩关节的功能活动也受到限制，刷牙、穿衣服都感到困难，经检查被诊断为肩周炎。我知道中医治疗肩周炎方法多、效果好，听说有些验方治疗肩周炎的效果不错，准备试一试。我要问的是：治疗肩周炎常用的验方有哪些？

解答： 用于治疗肩周炎的验方有很多，如果恰当应用的话，效果确实不错。需要注意的是，每个验方都有其适用范围，选用验方一定要由有经验的医师作指导，切不可自作主张、生搬硬套地选用，以免引发不良事件。下面给您介绍几则治疗肩周炎常用的验方，您可咨询一下当地的医生，看是否可以选用。

（1）蛇蝎散

药物组成：全蝎45克，蜈蚣30条，僵蚕90克，蕲蛇80克，金钱白花蛇5条。

应用方法：将上药共研为细末，混匀后分为20份，为20日剂量，即1个疗程。每日取1份，加红糖15克、芝麻粉25克，分3次用温开水冲服。治疗期间，患者可配合手指爬墙、甩肩、上肢回环等肩关节功能锻炼。

功能主治：益气养血，祛风除湿，舒筋活络。主治肩周炎。

（2）肩通汤

药物组成：制川乌、制草乌各5克，麻黄、木香各6克，白芍、当归、枸杞子、党参各15克，黄芪50克，川芎、鹿角霜、杜仲、竹叶、甘草各10克。

应用方法：每日1剂，水煎服，同时冲服三一散1包（含全蝎、蜈蚣、穿山甲各1克），服药后将所剩药渣装入布袋趁热敷在涂有正红花油的患肩20分钟，服药期间忌食生冷。同时注意以下功能锻炼：①拉绳法：将绳挂在固定于门框上的滑轮上，双手分别握其两端，用健肢带动患肢来回运动50次；②引体向上：双手握单杠或门框，做引体向上动作，不限次数，以患者能耐受为度。

功能主治：益气养血，化瘀通络，散寒止痛。主治肩周炎。

（3）加味阳和汤

药物组成：熟地黄30克，鹿角胶、白芥子各15克，当归、姜黄各20克，红花、桃仁各12克，乳香、肉桂、干姜、麻黄、甘草各10克，全蝎6克，蜈蚣2条。病程长于6个月者，可加入白术15克，附子10克，以提高疗效。

应用方法：隔日1剂，煎汤顿服，7剂为1个疗程。同时加强肩部功能锻炼。

功能主治：祛风除湿，温经散寒，活血化瘀，通络止痛。主治肩周炎。

（4）疏风通痹汤

药物组成：羌活、当归各15克，防风、桂枝、丹参、白术、苦参、黄芪、秦艽、延胡索各10克，麻黄、甘草各6克。

应用方法：每日1剂，水煎，分2次温服，2周为1个疗程。同时配合手拉滑车、爬墙锻炼等运动疗法。

功能主治：疏风养血，活络通痹。主治肩周炎。

（5）加味二陈汤

药物组成：半夏12克，陈皮、茯苓各15克，甘草10克，天南星6克。痛甚者加桂枝、香附各15克；酸楚麻木、屈伸不利者加威灵仙30克，羌活15克；沉重不适者加炒苍术15克；肩臂局部发红灼热者加黄芩15克。

应用方法：每日1剂，水煎，分2次温服。另将药渣装入布袋内加热外敷患肩，每日数次。用药4日为1个疗程。

功能主治：散寒除湿，温经通脉，活络止痛。主治肩周炎。

（6）羌独桂乌汤

药物组成：羌活、独活、寻骨风、伸筋草、当归、桂枝各12克，制川乌、甘草各6克，炙蜈蚣、全蝎（研末）各4克，鸡血藤、白芍各15克。阳虚者加附子、黄芪；实热者加石膏、知母；湿重者加苍术、薏苡仁。

应用方法：每日1剂，水煎，分2次服，半个月为1个疗程。

功能主治：养血滋阴，祛风通络，散寒止痛。主治肩周炎。

（7）加味补肝汤

药物组成：当归、熟地黄、川芎、枣仁各10克，木瓜、白芍各15克，炙甘草6克。兼有气虚者加黄芪；兼有血瘀者加桃仁、红花、鸡血藤；兼有风寒湿者加防风、桂枝、细辛。

应用方法：每日 1 剂，用文火水煎 2 次，混匀后分 2 次服。

功能主治：养肝血，濡筋脉，祛风散寒，除湿通痹。主治肩周炎。

（8）加味乌头汤

药物组成：制川乌、姜黄、桂枝、生姜、葛根各 9 克，黄芪、麻黄、赤芍各 9~12 克，甘草 6 克。寒邪显著者加干姜 10克，羌活 9 克，细辛 3 克；瘀血甚者加丹参、延胡索、鸡血藤各 15 克，红花 6 克，制乳香、制没药各 9 克。

应用方法：每日 1 剂，水煎取汁，分 2 次温服。煎后的药渣再加马钱子 1.5 克（布包），加水适量，煎后在患侧肩部热敷，每日 2 次，每次 30 分钟。用药期间停服其他药物，15 日为 1个疗程。

功能主治：散寒除湿，通阳蠲痹，活络止痛。主治肩周炎。

（9）加味葛根汤

药物组成：葛根 20 克，麻黄、桂枝、白芍各 9 克，生姜、甘草、大枣、羌活各 6 克，生地黄 15 克。秋冬季节发病或肩关节有冷感者生姜易为干姜。

应用方法：每日 1 剂，水煎 2 次，混匀后分早、晚 2 次服，10 日为 1 个疗程。

功能主治：解肌发表，调和营卫，通经活络。主治肩周炎。

（10）加味柴胡桂枝汤

药物组成：柴胡 16 克，黄芩、半夏、生姜各 10 克，党参、炙甘草各 8 克，桂枝、白芍、大枣、片姜黄各 12 克。

应用方法：每日 1 剂，水煎 2 次，共取药汁 600 毫升，混匀后分早、晚 2 次温服，7 日为 1 个疗程。

功能主治：疏表解肌，活血通络，行气止痛。主治肩周炎。

（11）益肾活血通痹汤

药物组成：枸杞子15克，山茱萸、三七、丹参、生地黄、黄芪、桂枝、延胡索各10克，甘草6克。

应用方法：每日1剂，水煎取汁，分2次温服，2周为1个疗程。同时配合手拉滑车、爬墙锻炼等运动锻炼方法。

功能主治：补肾活血，活络通痹。主治肩周炎。

（12）加味桃红四物汤

药物组成：桃仁、红花、生地黄、当归、川芎、赤芍各15克，鸡血藤、白芍各20克，杜仲、五加皮、桂枝、炙甘草各5克。

应用方法：每日1剂，水煎服，10剂为1个疗程。同时配合按摩疗法，每日按摩1次，先用按揉手法放松肩部痉挛的肌肉，然后对压痛部位施以分筋、理筋、弹筋、拨络等手法，最后被动外展、上举、后伸、内旋肩关节及牵扯抖上肢以分离肩部粘连。

功能主治：补益肝肾，养血活血，舒筋活络。主治肩周炎。

10 治疗肩周炎常用的内服中成药有哪些？

咨询： 我今年53岁，最近总感觉右侧肩部疼痛不舒服，肩关节的功能活动也受到限制，举手、系腰带都感到困难，经检查被诊断为肩周炎。我相信中医，听说一些内服中成药治疗肩周炎的效果不错。请您告诉我：**治疗肩周炎常用的内服中成药有哪些？**

解答：用于治疗肩周炎的内服中成药有很多，它们各有不同的适用范围，下面选取临床较常用者，逐一给您介绍，但您要切记，如果要用的话，一定要在医生的指导下选用，以免引发不良事件。

（1）舒筋丸

药物组成：马前子、麻黄、独活、羌活、桂枝、甘草、千年健、牛膝、乳香、木瓜、没药、防风、杜仲、地枫皮、续断。

功能主治：祛风除湿，舒筋活血。用于风寒湿痹，四肢麻木，筋骨疼痛，行走艰难。治疗肩周炎适宜于风寒侵袭型、痰湿凝滞型、气滞血瘀型患者。

用法用量：每次1丸（每丸重3克），每日1次，温开水送服。

注意事项：孕妇忌服。

（2）愈风丸

药物组成：苍术、白芷、川乌、草乌、天麻、防风、荆芥穗、羌活、独活、麻黄、当归、川芎、石斛、何首乌、甘草。

功能主治：祛风散寒，除湿止痛。用于风寒湿邪引起的四肢关节疼痛，筋脉拘挛，屈伸不利，沉重难移，手足麻木。治疗肩周炎适宜于风寒侵袭型、痰湿凝滞型患者。

用法用量：每次1丸（每丸重9克），每日2次，黄酒或温开水送服。

注意事项：孕妇忌服。

（3）二仙丸

药物组成：木耳、苍术、生川乌、生草乌、杜仲、牛膝、升麻、六神曲。

功能主治：祛风除湿，温经散寒，定痛止麻。用于寒湿痹痛，肩背、腰腿酸沉疼痛，行走艰难，手足麻木等。治疗肩周炎适宜于风寒侵袭型、痰湿凝滞型患者。

用法用量：每次 10 克，每日 2 次，温开水送服。

注意事项：服药期间忌食辛辣食物，孕妇忌服。

（4）小活络丸

药物组成：制川乌、制草乌、胆南星、地龙、醋制乳香、醋制没药。

功能主治：祛风活络，除湿止痛。用于风寒湿痹，肢体疼痛，麻木拘挛。治疗肩周炎适宜于风寒侵袭型、痰湿凝滞型患者。

用法用量：每次 1 丸（每丸重 3 克），每日 2 次，温开水送服。

注意事项：孕妇忌服，对本品过敏者忌服，有严重心脏病、肝肾功能不良者忌服。

（5）散寒活络丸

药物组成：乌梢蛇、土鳖虫、地龙、独活、羌活、荆芥、制川乌、制草乌、威灵仙、防风、香附、桂枝。

功能主治：追风散寒，舒筋活络。用于风寒湿邪引起的肩背疼痛，手足麻木，腰腿疼痛，行走困难。治疗肩周炎适宜于风寒侵袭型、痰湿凝滞型患者。

用法用量：每次 1 丸（每丸重 3 克），每日 2 次，温开水送服。

注意事项：孕妇忌服。

（6）追风活络丸

药物组成：羌活、独活、防风、荆芥、川乌、草乌、威灵仙、桂枝、蕲蛇、地龙、土鳖虫、香附。

功能主治：祛风散寒，胜湿通络。用于风寒湿痹引起的肢体关节疼痛，腰腿肩背窜痛，手足麻木，行走困难。治疗肩周炎适宜于风寒侵袭型、痰湿凝滞型患者。

用法用量：每次 1~2 丸（每丸重 3 克），每日 2 次，温开水送服。

注意事项：孕妇忌服。

（7）疏风活络丸

药物组成：制马前子、虎杖、菝葜、防风、桂枝、麻黄、木瓜、秦艽、桑寄生、甘草。

功能主治：疏风活络，祛湿散寒。用于风寒湿痹，四肢麻木，关节、腰背酸痛等。治疗肩周炎适宜于风寒型、痰湿型患者。

用法用量：每次半丸（每丸重 7.8 克），每日 2 次，温开水送服。

注意事项：高血压患者及孕妇慎用，不得超剂量服用。

（8）活络消痛片

药物组成：刺五加浸膏、威灵仙、当归、制川乌、制草乌、竹节香附、丹参、乳香、没药、麻黄。

功能主治：通经活络，舒筋止痛。用于风寒湿痹，经络闭阻，筋骨疼痛，四肢麻木。治疗肩周炎尤其适宜于风寒侵袭型、痰湿凝滞型、气滞血瘀型患者。

用法用量：每次 4 片（每片重 0.35 克），每日 3 次，温开水送服。

注意事项：严重心脏病患者、胃溃疡患者以及孕妇均忌服。

（9）虎力散胶囊

药物组成：制草乌、三七、断节参、白云参。

功能主治：祛风除湿，舒筋活络，消肿定痛。用于风湿麻木，筋骨疼痛，跌打损伤，创伤流血。治疗肩周炎尤其适宜于风寒侵袭型、气滞血瘀型患者。

用法用量：每次1粒（每粒重0.3克），每日1~2次，黄酒或温开水送服。

注意事项：孕妇慎服。

（10）风湿骨痛片

药物组成：独活、防风、麻黄、桂枝、川乌、甘草、牡蛎、萆薢、防己、丹参、桑寄生、牛膝、木瓜、续断、马钱子膏。

功能主治：追风定痛，散寒除湿。用于风寒湿引起的肢体关节疼痛，四肢麻木，筋骨无力等。治疗肩周炎适宜于风寒侵袭型、痰湿凝滞型患者。

用法用量：每次2~4粒（每粒重0.3克），每日2次，温开水送服。

注意事项：本品含毒性药物，不可多服，孕妇忌服。

（11）舒络养肝丸

药物组成：羌活、独活、川芎、防风、秦艽、麻黄、青风藤、海风藤、追地风、乳香、没药、当归、延胡索、苍术、怀牛膝、木瓜、代赭石、续断、杜仲炭、甘草、白芍、柴胡、香附、木香、厚朴、制马前子。

功能主治：散风通络，活血止痛。用于治疗风寒湿痹引起的关节肌肉疼痛，肢体麻木疼痛，屈伸不利，胁腹胀痛及跌打损伤。治疗肩周炎适宜于风寒侵袭型、气滞血瘀型患者。

用法用量：每次2丸（每丸重3克），每日2次，黄酒或温开水送服。

注意事项：本品含剧毒药，需按量服用，不可多服，孕妇忌服，体弱者慎服。

（12）追风透骨片

药物组成：制川乌、香附、川芎、麻黄、制草乌、秦艽、当归、赤小豆、羌活、赤芍、细辛、制天南星、白芷、甘草、白术、没药、乳香、地龙、茯苓、桂枝、天麻、甘松、防风、朱砂。

功能主治：通经络，祛风湿，祛寒镇痛。用于风寒湿痹，四肢痹痛，神经麻痹，手足麻木。治疗肩周炎尤其适宜于风寒侵袭型、痰湿凝滞型、气滞血瘀型患者。

用法用量：每次4片（每片重0.35克），每日2次，温开水送服。

注意事项：孕妇忌服。

11 治疗肩周炎常用的外用中成药有哪些？

咨询： 我今年48岁，最近一段时间总感觉左侧肩部疼痛不舒服，经检查被诊断为肩周炎。我知道治疗肩周炎局部外用药物比内服用药效果要好，听说有一些外用中成药治疗肩周炎的效果不错，准备试一试。麻烦您给我介绍一下：治疗肩周炎常用的外用中成药有哪些？

解答： 正像您所知道的那样，治疗肩周炎局部外用药物比内服用药效果要好，外用中成药治疗肩周炎的效果确实不错。

下面介绍一些治疗肩周炎常用的外用中成药，您可以在医生的指导下选择使用。

（1）肩痹膏

药物组成：生川乌、生草乌、红花、蟾蜍、狗骨、樟脑、水杨酸甲酯、盐酸苯海拉明。

功能主治：祛风除湿，散寒化瘀。用于风寒阻络型肩周炎，症见肩周疼痛，活动受限等。

用法用量：把患处洗净，撕去膏药的塑料隔衬，贴于患处。

注意事项：孕妇忌用，禁用于伤口、黏膜部位。使用中如发现局部皮肤发红、作痒等轻微反应，可适当减少使用时间，如起水疱者应停止使用，对症处理，防止感染。

（2）狗皮膏

药物组成：生川乌、生草乌、羌活、独活、青风藤、五加皮、防风、威灵仙、苍术、蛇床子、麻黄、高良姜、小茴香、官桂、当归、赤芍、木瓜、苏木、大黄、油松节、续断、川芎、白芷、乳香、没药、冰片、樟脑、丁香、肉桂。

功能主治：祛风散寒，活血止痛。用于风寒湿邪、气滞血瘀引起的四肢麻木，腰腿疼痛，筋脉拘挛，跌打损伤，闪腰岔气，脘腹冷痛，经行作痛，寒湿带下，积聚痞块。治疗肩周炎适宜于风寒侵袭型、气滞血瘀型患者。

用法用量：生姜擦净患处皮肤，将膏药加温软化后贴于患处。

注意事项：孕妇忌贴腰部、腹部。

（3）消痛贴膏

药物组成：独一味、棘豆、姜黄、花椒、水牛角、水柏枝。

功能主治：活血化瘀，消肿止痛。用于急慢性扭挫伤，跌打瘀痛，骨质增生，风湿及风湿疼痛，亦用于落枕、肩周炎，腰肌劳损和陈旧性伤痛。治疗肩周炎适宜于气滞血瘀型患者。

用法用量：将患处皮肤洗净擦干后贴于患处，每贴敷 1 天。

注意事项：孕妇及皮肤有破损者忌用。

（4）复方热敷散

药物组成：川芎、红花、陈皮、柴胡、乌药、独活、干姜、艾叶、侧柏叶、铁粉。

功能主治：祛风散寒，温经通脉，活血化瘀，活络消肿，消炎止痛。用于骨关节、韧带等软组织的挫伤、损伤和扭伤，骨退行性病变引起的疼痛、水肿和炎症，如关节炎、颈椎病、肩周炎、腰肌劳损、坐骨神经痛等，也用于胃寒腹痛、妇女痛经及高寒、地下作业者的劳动保护。治疗肩周炎适用于各种类型的患者。

用法用量：每次 1 袋或数袋，外用。用时拆去外包装，将内袋药物搓揉均匀，开始发热后，放在疼痛处熨敷（过热时可另垫衬布），根据病痛随时可使用。

注意事项：皮肤破损、溃烂处忌用，孕妇忌用。

（5）天麻追风膏

药物组成：天麻、乌梢蛇、桂枝、油松节、桑枝、麻黄、威灵仙、白附子、生川乌、生草乌、防风、粉萆薢、薄荷、独活、当归、川牛膝、钩藤、荆芥、秦艽、川芎、续断、防己、干姜、红花、细辛、藁本、补骨脂、羌活、乳香、没药、丁香、冰片。

功能主治：追风祛湿，活血通络，散寒止痛。用于风寒湿痹，风湿麻木。治疗肩周炎适宜于风寒侵袭型、痰湿凝滞型、气滞血瘀型患者。

用法用量：用生姜擦净患处，将本品加温软化，贴于患处。

注意事项：孕妇忌贴脐腹部，皮肤破损、溃烂处忌用。

（6）镇江橡胶膏

药物组成：乌梢蛇、生巴豆、生马钱子、独活、生草乌、白芷、白芥子、土元、桃仁、冰片、松节油、水杨酸甲酯、曼陀罗子、羌活、生川乌、生南星、红花、麻黄、樟脑、防风、当归、肉桂、薄荷脑。

功能主治：祛风止痛，活血消肿。用于风湿引起的四肢麻木，关节疼痛，肌肉酸痛及跌打损伤。治疗肩周炎适宜于风寒侵袭型、气滞血瘀型患者。

用法用量：外用贴患处。

注意事项：皮肤破损、溃烂处忌用。

（7）辣椒风湿膏

药物组成：辣椒、薄荷脑、冰片。

功能主治：祛风散寒，舒筋活络，消肿止痛。用于关节疼痛，腰背酸痛，扭伤瘀肿及慢性关节炎和未溃破的冻疮等。治疗肩周炎适宜于风寒侵袭型、气滞血瘀型患者。

用法用量：加温软化，贴于患处。

注意事项：皮肤有破口及溃破冻疮患者不宜用，敷贴后若有不适应停止敷贴。

（8）消炎镇痛膏

药物组成：薄荷脑、樟脑、水杨酸甲酯、盐酸苯海拉明、冰片、颠茄流浸膏、麝香草。

功能主治：消炎镇痛。用于神经痛，风湿痛，肩痛，关节痛，肌肉疼痛等。治疗肩周炎适用于各种类型的患者。

用法用量：每次1贴，外贴患处。

注意事项：孕妇忌用，局部出血、溃烂者忌用，对本品过敏者忌用。

（9）东方活血膏

药物组成：生川乌、生草乌、红花、川芎、乳香、没药、羌活、独活、穿山甲、当归、血竭、全蝎、自然铜、天麻、狗骨、木鳖子、黑木耳、雄黄、白矾、檀香、冰片、金银花、石膏、蘑菇、金针菇、儿茶、细辛。

功能主治：祛风散寒，活血化瘀，舒筋活络。用于风寒湿痹，症见肩臂腰腿关节疼痛，肢体麻木等。治疗肩周炎适宜于风寒侵袭型、气滞血瘀型患者。

用法用量：用少许白酒或酒精搓擦患处至局部有微热感，再将膏药加温软化后贴于患处，1贴膏药贴7天。

注意事项：孕妇及丹毒患者忌用。

（10）归麻止痛膏

药物组成：祖师麻、当归、铁棒锤山莨菪、薄荷脑、冰片、樟脑、水杨酸甲酯。

功能主治：活血止痛，祛风除湿，抗炎消肿。用于风寒湿痹，关节疼痛，跌打损伤。治疗肩周炎适宜于各种类型的患者。

用法用量：将患处皮肤洗净擦干后贴于患处，24~48小时更换1次。

注意事项：忌贴于创伤破溃处，皮肤过敏者勿用。

（11）万灵筋骨膏

药物组成：生川乌、生草乌、独活、羌活、麻黄、防风、当归、莪术、三棱、香附、土鳖虫、木鳖子、蓖麻子、大黄、五倍子、牵牛子、红大戟、芫花、甘遂、巴豆、猪牙皂、柳枝、肉桂。

功能主治：散风活血，舒筋定痛。用于风寒湿邪伤于筋骨之关节疼痛，四肢麻木，行动艰难。治疗肩周炎适宜于风寒侵袭型患者。

用法用量：生姜擦净患处后，将本品加温软化，贴于患处。

注意事项：孕妇忌贴腰腹部。

（12）天和追风膏

药物组成：生草乌、麻黄、细辛、羌活、乌药、白芷、高良姜、独活、威灵仙、生川乌、肉桂、红花、桃仁、苏木、赤芍、乳香、没药、当归、蜈蚣、蛇蜕、海风藤、牛膝等。

功能主治：温经通络，祛风除湿，活血止痛。用于风湿痹痛，腰背酸痛，四肢麻木，经脉拘挛等。治疗肩周炎适宜于风寒侵袭型、痰湿凝滞型、气滞血瘀型患者。

用法用量：将患处皮肤洗净擦干后贴于患处。

注意事项：孕妇及皮肤有破损者忌用。

12 针灸为什么能治疗肩周炎？

咨询： 我今年 54 岁，患肩周炎已有一段时间，不仅右侧肩部疼痛不舒服，肩关节的功能活动也受到限制，刷牙、穿衣服都感到困难。我上网百度了一下，说针灸治疗肩周炎的效果很好，尤其是能迅速止痛。我想知道：**针灸为什么能治疗肩周炎？**

解答： 针灸治疗肩周炎确实效果很好，尤其是能迅速止痛。

您想了解针灸为什么能治疗肩周炎，首先要知道针灸疗法。

"针"是指"针刺"，是利用各种针具刺激穴位以治病的方法；"灸"是指"艾灸"，是用艾绒在穴位上燃灼或熏熨来治病的方法。《灵枢·官能》中说："针所不为，灸之所宜。"《医学入门》中也说："药之不及，针之不到，必须灸之。"艾灸可以弥补针刺之不足，针刺和艾灸常配合应用，故常针灸并称。针灸疗法是祖国医学的重要组成部分，针灸疗法历史悠久，它具有适应证广泛、疗效明显、经济安全等特点，既能防病治病，又能养生保健，深受广大患者的欢迎。

针灸是治疗肩周炎的传统方法，针灸治疗肩周炎，借助针刺穴位的刺激作用以及艾灸的热力、药力等作用，能疏通经络，温经散寒，行气活血，化瘀止痛，减轻和消除肩部疼痛不适等症状，恢复肩关节的正常运动功能，其疗效独特，有时甚至在针灸后的即刻就能使肩部疼痛不适消失，使患者本已运动受限的肩关节的活动幅度有较大的改善。

肩周炎分急性期、粘连期和恢复期，急性期以肩关节周围急性炎症为主，疼痛明显，但粘连较轻，针灸能祛风散寒，活血化瘀，解痉止痛，可缓解疼痛，消除炎症和肌肉痉挛，防止或减轻肩周软组织粘连；粘连期及缓解期粘连已经形成，甚至有部分肌肉萎缩，针刺和艾灸有舒筋活血、益气补血、祛瘀止痛之功效，可加速粘连松解，使萎缩的肌肉逐渐复常。由上可以看出，在肩周炎的各个病理时期，针灸都具有显著、可靠的治疗作用，因此针灸疗法是行之有效的治疗肩周炎的重要手段之一。

13 如何应用经验选穴法
针刺治疗肩周炎?

咨询: 我患有肩周炎,不仅左侧肩部疼痛,肩关节的功能活动也受到限制,举手、系腰带都感到困难,正在进行针刺治疗,针刺的穴位是肩痛穴,效果不错。听说针刺治疗肩周炎有很多经验穴位,我想了解一下。请您给我讲一讲:**如何应用经验选穴法针刺治疗肩周炎?**

解答: 针刺治疗肩周炎确实有很多经验穴位,比如阴陵泉、颈臂穴、陵下穴、肩痛穴以及条口穴,应用这些穴位针刺治疗肩周炎有较好的疗效,现将其穴位定位和治疗方法介绍如下,希望对您有所帮助。

(1)阴陵泉

穴位定位:在胫骨内侧髁下缘凹陷中。

治疗方法:患者取坐位,患侧局部常规消毒后,用2寸毫针快速直刺约1.5寸,产生酸麻胀感,或上下传导,行平补平泻手法,留针20~30分钟,留针期间5分钟行针1次,行针时让患者最大限度地活动肩关节。通常每日治疗1次,10次为1个疗程。

(2)颈臂穴

穴位定位:仰卧,头转向对侧,在天鼎穴向外斜下1寸,锁骨内1/3与外2/3交会点处直上1寸,胸锁乳突肌锁骨头后缘，其深部为臂丛神经。

治疗方法：患侧局部穴区常规消毒后，用1.5寸毫针快速刺入皮肤，然后向对侧腋窝方向缓慢进针约1寸，即可出现触电感或针感向患侧肩、上肢、手放射。如无触电感，则退至皮下稍调一下进针角度寻找触电感，得气后行平补平泻捻转手法，留针20分钟，留针期间5分钟行针1次。通常每日治疗1次，10次为1个疗程。

（3）陵下穴

穴位定位：阳陵泉直下2寸凹陷处痛点。

治疗方法：患侧穴区常规消毒后，用2寸毫针快速刺入皮肤，进针约1.5寸，得气后行平补平泻捻转手法，寻找针感，多产生酸麻胀及放射感，留针30分钟，留针期间5分钟行针1次，同时让患者活动患侧肩部。通常每日治疗1次，10次为1个疗程。

（4）肩痛穴

穴位定位：腓骨小头与外髁连线上中1/3处。

治疗方法：患者取坐位，交叉取穴，选患肩对侧穴位，局部常规消毒后，用3寸毫针直刺2寸左右，行上下提插手法，出现触电感或针感向足趾、踝关节传导，快速强刺激，即可出针。通常每日治疗1次，部分患者1次可愈。

（5）条口穴

穴位定位：小腿前外侧，当犊鼻穴下8寸，距胫骨前缘1横指（中指）处。

治疗方法：患者取坐位，患侧局部常规消毒后，用4~5寸毫针，自条口穴刺入后针刺向承山穴（为腓肠肌两肌之间凹陷的顶端），当出现酸麻胀等针感后快速捻针，同时让患者活动肩关节，活动范围从小到大，留针 20~30 分钟，留针期间 5 分钟行针 1 次。通常每日治疗 1 次，10 次为 1 个疗程。

14 如何应用针刺阳陵泉的方法治疗肩周炎？

咨询： 我是个中医爱好者，前段时间参加实用中医技术培训，授课老师介绍了应用针刺阳陵泉的方法治疗肩周炎。正好家人患有肩周炎，我准备用针刺阳陵泉的方法给他调理一下，不过还没掌握要领。我要问的是：**如何应用针刺阳陵泉的方法治疗肩周炎？**

解答： 阳陵泉为足少阳胆经之穴，位于腓骨小头前下方凹陷中，乃多经相汇之处，针刺阳陵泉可疏通经络，祛风导浊，消肿松凝，乃治疗肩周炎最常用的经验穴位之一。若在针刺阳陵泉的同时配合针刺肩周炎患者患肩的局部穴位，可促进局部经络气血的疏通，活血化瘀而止痛。在治疗过程中要注意嘱患者加强肩部活动，特别是病情较重的患者，更应注意患侧肩关节的功能锻炼，以增强针刺效果，促使肩部功能早日康复。

应用针刺阳陵泉的方法治疗肩周炎，以双侧阳陵泉为主穴，同时根据疼痛的部位不同配合以局部之肩髃、肩髎、肩贞、肩前、阿是等穴。在实施治疗时，患者取坐位，先针刺阳陵泉，宜垂直刺入，深度为 1~1.5 寸，用中等度刺激，有针感后边捻针边令患者活动肩部，内外旋转，前伸后屈，患侧上肢高举，留针 20 分钟，拔针后再针刺配穴。针刺配穴时不要留针，患者得气后即可起针。针刺治疗时嘱患者每日早晚进行肩关节运动锻炼，做到持之以恒，促进肩关节运动功能的改善。通常开始治疗时每日针刺 1 次，12 日为 1 个疗程，疗程结束后要休息 1 周，再进行下 1 个疗程，1 个疗程后应改为隔日治疗 1 次。

针刺阳陵泉的方法具有祛风疏筋、活血化瘀等作用，从而收到局部经络早疏通、滑利关节止冷痛的功效。河南省中医院魏景梅教授运用针刺阳陵泉的方法治疗肩周炎 36 例，结果痊愈（肩部疼痛消失，肩部活动自如）30 例，占 83.3%；显效（肩部疼痛消失，肩部向某一方向活动时稍受限）2 例，占 5.6%；有效（肩部疼痛减轻，肩部活动受限程度明显好转）4 例，占 11.1%。

15 如何应用穴位注射疗法治疗肩周炎？

咨询：我是个中医爱好者，喜欢运用针灸疗法治疗调养疾病，从网上看到穴位注射疗法治疗肩周炎的效果不错。正好我家有肩周炎患者，我准备用穴位注射疗法帮家人调理一下，但操作方法还不太熟练。麻烦您给我讲一讲：如何应用穴位注射疗法治疗肩周炎？

解答：这里首先告诉您，穴位注射疗法治疗肩周炎的效果确实不错。穴位注射疗法又称水针疗法，是指将药物注射于人体穴位，以达到治疗疾病目的的一种方法。穴位注射疗法是在传统针灸疗法的基础上演变而来的，具有疏通经络、活血化瘀、消肿止痛等多种作用，对各种软组织、关节病变疗效显著，对活动受限关节功能的恢复也有良好的促进作用，是治疗肩周炎的常用方法之一。穴位注射疗法根据经络学说辨证选择穴位，将药物注入腧穴，从而获取药物和穴位刺激的双重功效，采用的药物多是具有祛风散寒、舒筋活络、活血化瘀、消肿止痛之注射用中药针剂，或西药之维生素、生理盐水等，具有用药量小、效果好、无不良反应等特点。

在应用穴位注射疗法治疗肩周炎时，常用的药液有 10% 葡萄糖注射液、维生素 C 注射液、氯化钠注射液、维生素 B_1 注射液、维生素 B_6 注射液、1% 盐酸普鲁卡因注射液等西药，以及丁公藤注射液、祖师麻注射液、复方丹参注射液、复方当归注射液等中药针剂。其用法通常是每次每穴 2~4 毫升（应根据药物的不同严格掌握其用量），每日、隔日或 3 日注射1 次，5~10 次为 1 个疗程（应视具体情况确定疗程）。穴位一般选用患侧肩部之局部穴位，如天宗、肩髃、肩井、阿是等，常以天宗穴为主穴，再寻找肩关节周围压痛最显著的点作为阿是穴进行注射，上述几个穴位基本上都是肌腱的骨骼附着点。

进行穴位注射时，先将局部注射点作好标记，然后对患肩局部皮肤常规消毒，再用细长的针头直接从选取的穴位表面垂直进针，细致地用针头上下提插寻找敏感点，有酸、胀感后，抽吸针筒看有无回血，若有回血适当抽针调换针头方向，无回血时就可缓缓注入选取的注射液 2~4 毫升。逐一用以上方法注射选取的穴位。在肱骨结节间沟进行注射时，要将注射液注入到压痛最明显，并能触到肿胀或条索状物的部位，一般从肱二头肌长头肌腱的远端，沿肌腱纵轴方向呈 30° 角向压痛明显处斜刺，当针尖位于肌腱腱鞘之间时注入注射液，此时推注应无阻力。

16 如何应用蜂针疗法调治肩周炎？

咨询： 我在乡医院理疗室工作，昨天参加乡镇医生实用中医技术培训，授课老师说蜂针疗法简单易行，调治肩周炎的效果不错，我感到很神奇。正好朋友养有蜜蜂，我准备开展这项工作，但还不清楚具体操作方法。请您给我介绍一下：如何应用蜂针疗法调治肩周炎？

解答： 蜂针疗法是我国民间的传统经验疗法之一，是中医药百花园中的一朵奇葩。人类利用蜜蜂的螫刺器官为针具，遵循全息生物医学理论，循经络穴位施行不同手法的针刺，用以防治疾病的方法称之为蜂针疗法，简称蜂针。蜂针是一种无需消毒的天然自动微型注射器，刺入深度一般为 1~1.5 毫米，经研究证实，蜂针疗法对肩周炎有较好的治疗作用。

活蜂螫刺治疗肩周炎是民间常用的普遍而简捷的一种方法，该法集蜂毒、针刺和温灸于一身，取材容易，操作简单，只要将活蜂直接螫于患者的穴位即可生效。治疗时以采用家养蜜蜂蜂箱门口的守门蜂、内勤蜂或准备去采蜜的蜜蜂为佳，不用采蜜返巢的蜜蜂，更不能用野蜂，以确保治疗的安全有效。

治疗时用蜂疗控制器、透明透气的有机玻璃蜂盒、纱网、塑料袋、透明瓶、镊子等捉蜂装蜂。为了保证蜂针疗法的安全性，取1只活蜂，螫刺在肩周炎患者的1个已消毒的穴位（如肾俞、志室、外关、曲池、手三里、大椎、足三里、血海、阿是穴等）上，留针5分钟后将螫刺拔出，观察15~30分钟。若局部红肿直径小，无全身反应时为阴性，可进行蜂针治疗；若局部红肿范围大，甚至出现全身反应时为阳性，不宜接受蜂针疗法。若出现变态反应时，局部可用氨水、驱风油、万花油、风油精、清凉油、皮炎平霜、季德胜蛇药片外擦外敷，也可用半边莲、七叶一枝花等中草药煎汁外擦，必要时还可口服抗过敏药，严重时应及时送医院进行抗休克治疗。

蜂针疗法的具体方法有直刺法、散刺法、点刺法以及减毒刺法等。直刺法是用镊子夹着活蜂腰段，对准穴位让蜜蜂将尾针自然刺入，留针10~20分钟后将蜂刺拔出。通常先从1只开始，每天增加1只，或维持在2~3只的水平，每日或隔日治疗1次，15次为1个疗程，每个疗程间隔3~7日。散刺法是用镊子将蜜蜂螫针从尾部拔出后夹持，在肩周炎相关的经络腧穴点刺即出，随刺随拔，1只蜂针分刺3~10点，最后留针数分钟。点刺法与散刺法有诸多相似之处，但每针1穴，留针数分钟。减毒刺法则是先让蜂针点刺在胶布或绷带上，再用尖细镊子夹住蜂刺中部，然后点刺或散刺在穴位上。

运用蜂针疗法治疗肩周炎时，应根据证型的不同确立与之相应的治则，选取适宜的治疗穴位。风寒湿阻型、气滞血瘀型肩周炎应以祛风散寒、舒筋活血止痛为治则，可选用肩髃、肩井、臑俞、肩中俞、肩外俞、肩贞、臂臑、肩髎、天宗、曲垣等穴；肝肾虚损型、筋脉失养型肩周炎的治疗应以调理气血、濡养筋脉为原则，常选用肩髃、曲池、合谷、肩贞、臑俞、肩髎、天宗等穴。

肩周炎急性期通常每日治疗 1~2 次，10 日后休息 1~2 日，1 个月为 1 个疗程，或每周治疗 5~6 次，休息 1~2 日后再针。慢性期每周治疗 2~3 次，共做以下 4 个疗程：第 1 疗程 15~25日，为反应期，常出现局部红肿、发热、瘙痒和淋巴结肿大等变态反应症状；第 2 疗程约 20 日，为适应期，处于适应阶段；第 3 疗程 1 个月左右或更长时间，为复原期，病情得到控制而基本治愈；第 4 疗程为巩固期，因人因病而异，确定巩固疗效的治疗量，以防复发。

17 如何应用耳穴压丸疗法调治肩周炎？

咨询：我今年 46 岁，患有肩周炎，主要表现为左侧肩部疼痛，正在进行针灸治疗。自从患肩周炎后，我特别关注有关肩周炎的防治知识，听说耳穴压丸疗法方法简单，能调治肩周炎，缓解肩部疼痛。我想了解一下：如何应用耳穴压丸疗法调治肩周炎？

解答：当人体内脏或躯体发生病变时，在耳郭相应的部位有投影表现，治疗时可探查出这些部位的敏感反应点，针灸学称之为"耳穴"。耳穴不仅可以作为诊断疾病的方法，而且还可以通过对耳穴的刺激以达到治疗疾病的目的。通过刺激耳穴以治疗疾病的方法称之为耳穴疗法。耳穴疗法的种类较多，有毫针法、电针法、梅花针法、埋针法等耳穴针刺法，以及贴膏药法、压丸法等耳穴贴压法。就调治肩周炎来说，临床常用且效果较为明显的耳穴疗法是压丸法。

耳穴压丸法是选用质硬而光滑的小粒药物种子或药丸等贴压耳穴，以替代耳针刺激耳部穴位的一种耳穴治疗方法。常用的压丸材料有王不留行籽、油菜籽、六神丸、喉症丸、牛黄消炎丸等，同时宜将胶布剪成 0.6 厘米 × 0.6 厘米大小的数块备用。

治疗时先探寻压痛点，一般肩周炎患者宜取肩、肩关节、锁骨、颈、枕、神门、肝、脾等耳穴。之后用酒精棉球消毒局部皮肤，待干后左手固定耳郭，右手用镊子夹取粘有压丸的胶布小块，对准上述穴位贴压，并按压数分钟，以获得耳郭发热、发胀、放散的"针感"。通常每贴压 1 次，可在上述各穴位上放置 3~7 日，贴压期间可以让患者每日自行按压 2~3 回，每回每穴按压 1~2 分钟，5 次为 1 个疗程。

应当注意的是，夏季多汗贴压时间不宜过长，耳部有炎症、溃烂以及冬季耳郭有冻疮时不宜贴压，对胶布、麝香止痛膏等贴用材料过敏者不宜贴压。患者自行按压时切勿搓揉，以免搓破皮肤造成耳部感染。

18 治疗肩周炎常用的艾灸处方有哪些?

咨询: 我朋友曾患肩周炎,总感觉肩部疼痛不舒服,是通过艾灸治好的。我最近不仅右侧肩部疼痛不舒服,肩关节的功能活动也受到限制,经检查也被诊断为肩周炎。我准备用艾灸治疗,听说治疗肩周炎的艾灸处方有很多。请您告诉我:治疗肩周炎常用的艾灸处方有哪些?

解答: 艾灸简单易行,人们乐于接受,是治疗调养肩周炎,缓解肩部疼痛不舒服,恢复肩关节正常运动功能的有效方法。治疗肩周炎的艾灸处方有很多,下面选取临床较常用者,从取穴、操作、适应证三个方面逐一给您介绍。

〈处方一〉

取穴:肩髃、肩贞、肩髎、臂臑、肩井、曲池。

操作:患者取适当的体位,采用温和灸的方法,用艾条依次悬灸上述穴位,以使局部有温热感而无灼痛为度。通常每次选用2~4个穴位,每穴熏灸10~20分钟,每日或隔日灸治1次,10次为1个疗程。施灸期间加强肩关节的功能锻炼,并避免重体力劳动。

适应证:肩周炎肩部疼痛、肩关节活动障碍者。

取穴：肩髃、秉风、阿是。

操作：患者取适当的体位，采用温和灸的方法，用艾条依次悬灸肩髃、秉风、阿是穴。通常每次每穴熏灸5~10分钟，每日灸治1次，7~10次为1个疗程。施灸期间加强肩关节的功能锻炼。

适应证：肩周炎以肩部酸痛为主要表现者。

处方三

取穴：肩髃、肩井、肩贞、曲垣。

操作：患者取适当的体位，采用艾炷隔蒜灸的方法，将鲜大蒜切成3毫升厚的薄片，中穿数孔，蒜片上放中艾炷，依次灸治肩髃、肩井、肩贞、曲垣穴，以局部皮肤出现红晕而不起疱为度。通常每次每穴灸5~7壮，隔日灸治1次，5~10次为1个疗程。

适应证：肩周炎。

处方四

取穴：肩髃、肩贞。

操作：患者取适当的体位，采用艾条回旋灸的方法，用艾条接近施灸的穴位，依次平行往复回旋熏灸（距皮肤约3厘米）肩髃、肩贞穴，至穴位局部皮肤发红为度。通常每次每穴熏灸10~20分钟，每日灸治1次，10次为1个疗程。

适应证：肩周炎。

处方五

取穴：大椎、肩髃、阿是。

操作：患者取适当的体位，采用雀啄灸的方法，依次用艾条一上一下地活动旋灸大椎、肩髃、阿是穴。通常每次每穴熏灸 5~10 分钟，每日灸治 1 次，7~10 次为 1 个疗程。

适应证：肩周炎以颈肩部疼痛不适为主要表现者。

处方六

取穴：肩髃、肩贞、肩髎、肩外俞、阿是。

操作：患者取适当的体位，采用艾炷隔姜灸的方法，穴位上放 3 毫升厚的姜片，中穿数孔，姜片上放中艾炷，依次灸治肩髃、肩贞、肩髎、肩外俞、阿是穴。通常每次每穴灸 5~7 壮，隔日灸治 1 次，5~10 次为 1 个疗程。

适应证：肩周炎。

处方七

取穴：肩髃、肩贞、秉风、曲垣、阿是。

操作：患者取适当的体位，采用温和灸的方法，用艾条依次悬灸肩髃、肩贞、秉风、曲垣、阿是穴。通常每次每穴熏灸 5~10 分钟，每日灸治 1 次，7~10 次为 1 个疗程。

适应证：肩周炎以肩部疼痛为主要表现者。

处方八

取穴：阿是、肩髃、肩贞、肩髎。

操作：患者取适当的体位，采用温和灸的方法，用艾条依次悬灸阿是、肩髃、肩贞、肩髎穴。通常每次每穴熏灸 5~10 分钟，每日灸治 1 次，7~10 次为 1 个疗程。

适应证：肩周炎。

取穴：肩髃。

操作：患者取适当的体位，采用温和灸的方法，用艾条先靠近肩髃穴熏灸，然后慢慢抬高，直到患者感到温热、比较舒适时，便固定在这一位置，连续熏灸 5~10 分钟，至穴位局部皮肤发红为度。通常每日灸治 1 次，7~10 次为 1 个疗程。

适应证：肩周炎。

取穴：阿是。

操作：患者取适当的体位，采用温和灸的方法，用艾条悬灸阿是穴。通常每次每穴熏灸 15~30 分钟，每日灸治 1 次，7~10 次为 1 个疗程。

适应证：肩周炎。

19 应用艾灸疗法治疗肩周炎应注意什么？

咨询： 我最近总感觉左侧肩部疼痛不舒服，经检查被诊断为肩周炎，听说艾灸治疗肩周炎的效果不错，女儿特地购买了艾条，准备用艾灸的方法给我调理一下。我知道应用艾灸疗法治疗疾病是有注意事项的，麻烦您给我讲一讲：应用艾灸疗法治疗肩周炎应注意什么？

解答： 艾灸治疗调养疾病确实有其注意事项，了解这些注意事项，是保证艾灸治疗安全有效的前提和基础。这里给您介绍一下应用艾灸疗法治疗肩周炎应注意的问题，希望您了解这些注意事项后再进行艾灸。

（1）以中医理论为指导，根据患者的病情和体质选择合适的穴位和艾灸方法，严防对有艾灸禁忌证的患者进行艾灸治疗。治疗肩周炎常用局部取穴法选取肩周部穴位，施灸时取穴要准确，灸穴不宜过多，火力要均匀，切忌乱灸、暴灸。同时要注意严格消毒，防止感染发生。

（2）施灸的顺序，一般是从上至下，先背部、后腹部，先头部、后四肢，先灸阳经、后灸阴经，在特殊情况下则可灵活运用，不必拘泥。对皮肤感觉迟钝的患者，施治过程中要不时用手指置于施灸部位，以测知患者局部皮肤的受热程度，便于随时调节施灸的距离，避免烫伤。

（3）施灸过程中要严防艾火滚落烧伤皮肤或烧坏衣服、被褥等，施灸完毕必须把艾条、艾炷之火熄灭，以防复燃发生火灾。施灸后还要做好灸后处理，如果因施灸时间过长局部出现小水疱，注意不要擦破，可任其自然吸收；如果水疱较大，可局部消毒后用毫针刺破水疱放出疱液，或用注射器抽出疱液，再涂以甲紫，并用纱布包敷，以避免感染等不良反应发生。

（4）艾灸疗法应注意与药物治疗、运动锻炼、针刺疗法、按摩疗法、拔罐疗法等配合应用，以提高临床疗效。

20 拔罐治疗肩周炎有什么作用？

咨询： 我最近总感觉右侧肩部疼痛，肩关节的活动功能也受到限制，刷牙、穿衣服都感到困难，昨天到医院就诊，经检查被诊断为肩周炎。听说拔罐能治疗肩周炎，缓解肩部疼痛，恢复肩关节正常运动功能，我是将信将疑。我要问的是：**拔罐治疗肩周炎有什么作用？**

解答： 这里首先告诉您，拔罐确实能治疗肩周炎，缓解肩部疼痛，恢复肩关节的正常运动功能。拔罐疗法又称"负压疗法""吸筒疗法"，是以罐为工具，利用燃烧、蒸汽、抽气等，使罐中形成负压，把罐吸附于施术部（穴）位，产生温热、负压等刺激，造成局部充血、瘀血现象，以达到治疗疾病目的的一种独特防病治病方法。

拔罐疗法取材方便，简单易学，无需很多特殊的贵重设备，家庭中随处可得的罐、瓶都可作为拔罐工具进行治疗，而且疗效可靠，使用安全，是深受人们喜欢，在我国民间应用最广、最具特色的外治方法。拔罐疗法不仅用于治疗颈椎病、肩周炎、落枕、软组织损伤、腰腿痛、肌肉痉挛等外伤科疾病，也用于支气管哮喘、失眠、急性胃肠炎、头痛、中风后遗症、感冒等内科疾病。拔罐疗法治疗肩周炎有肯定的疗效，是治疗肩周炎最常用的方法之一。根据中医理论，在人体一定部位拔罐，可温经散寒，祛风除湿，疏通经络，活血化瘀，消肿止痛，通利关节，吸毒排毒。同时，通过经络内外连通，起到调整阴阳、调节脏腑功能、扶正祛邪的作用。

现代研究证实，拔罐是通过机械作用、温热作用及自我调节作用以达到治疗疾病目的的。拔罐疗法对局部皮肤有温热刺激作用（抽气法除外），能使局部血管扩张，血流量增加，同时可增强血管壁的通透性，使局部浅层组织发生被动充血，从而促进局部血液循环，加速新陈代谢，改善局部组织的营养状态，提高机体组织的活力。治疗时罐内形成负压，使局部毛细血管充血、扩张甚至破裂，由于红细胞破裂，出现自体溶血现象，使表皮紫黑，随即产生一种类组胺物质，随体液周流全身，刺激组织器官，增强其功能活力，提高机体的抵抗力。另外，机械刺激可通过皮肤感受器和血管感受器的反射途径传到中枢神经系统，调节其兴奋与抑制过程，使之趋于平衡，加强对身体各部分的调节和控制能力，增强人体免疫功能，促使病体趋于康复。肩周炎患者通过在肩周部进行拔罐，可改善肩部血液循环，缓解肌肉痉挛，达到温经散寒、疏通经络、活血化瘀、消肿止痛、通利关节、缓解肩部疼痛不适等症状、恢复肩关节正常运动功能的目的。

21 治疗肩周炎常用的拔罐处方有哪些？

咨询： 我今年53岁，生活在农村，我们这里用拔罐的方法调治小伤小病很是普遍。我患有肩周炎，总感觉左侧肩部疼痛不舒服，肩关节的功能活动也受到限制，想用拔罐的方法调理一下，但不清楚拔罐的处方。麻烦您告诉我：治疗肩周炎常用的拔罐处方有哪些？

解答： 拔罐疗法确实能治疗肩周炎，缓解肩周炎引起的肩部疼痛不舒服，恢复肩关节正常运动功能，不过应注意拔罐治疗选穴要准确，拔罐的操作方法要恰当，最好在医生的指导下进行。下面介绍几组治疗肩周炎的拔罐处方，供您参考。

◀处方一

取穴：曲垣、曲池、肩髃、肩髎。

操作：患者取适当的体位，充分暴露拔罐处皮肤，局部常规消毒后，用抽气法将大小合适的罐具吸拔于曲垣、曲池、肩髃、肩髎穴上。通常每次每穴留罐5~10分钟，隔日拔罐1次，7~10次为1个疗程。起罐后注意缓慢活动颈肩部数分钟。

适应证：肩周炎。

◀处方二

取穴：肩髃、大椎、压痛点。

操作：患者取适当的体位，充分暴露拔罐处皮肤，局部常规消毒后，用三棱针在上述穴位上点刺至微量出血，之后用闪火法将大小合适的罐具吸拔于点刺处。通常每次每穴留罐5~10分钟，3日拔罐1次，5次为1个疗程。

适应证：肩周炎。

【处方三】

取穴：肩髃、秉风、压痛点。

操作：患者取适当的体位，充分暴露拔罐处皮肤，局部常规消毒后，用闪火法将大小合适的罐具吸拔于肩髃、秉风、压痛点上。通常每次每穴留罐5~10分钟，每周拔罐2~3次，5~7次为1个疗程。

适应证：肩周炎。

【处方四】

取穴：病变局部，尤其是压痛点处。

操作：患者取适当的体位，充分暴露拔罐处皮肤，局部常规消毒后，用投火法将大小合适的罐具吸拔于应拔的部位上。通常每次每个部位留罐5~15分钟，隔日拔罐1次，10次为1个疗程。起罐后注意缓慢活动颈肩部数分钟。

适应证：肩周炎。

【处方五】

取穴：肩周压痛点。

操作：患者取适当的体位，充分暴露拔罐处皮肤，局部常规消毒后，根据治疗部位选取大小适宜的竹罐，经药汁（透骨草、防风、川乌、草乌、荆芥、独活、羌活、桑寄生、艾叶、红花、牛膝、桂枝、川椒各 10 克，煎取药汁）煮沸后，用镊子夹出甩净擦干药液，迅速扣拔在压痛点上。通常每次留罐5~10分钟，每周拔罐2~3次，5~7次为1个疗程。

适应证：肩周炎。

处方六

取穴：肩髃、肩髎、臂臑。

操作：患者取适当的体位，充分暴露拔罐处皮肤，局部常规消毒后，用三棱针在肩髃、肩髎、臂臑穴上点刺至微量出血，之后用闪火法将大小合适的罐具吸拔于点刺处。通常每次每穴留罐5~10分钟，3日拔罐1次，5次为1个疗程。起罐后注意缓慢活动颈肩部数分钟。

适应证：肩周炎。

处方七

取穴：肩髃、天宗、臑俞、肩髎。

操作：患者取适当的体位，充分暴露拔罐处皮肤，局部常规消毒后，用闪火法将大小合适的罐具吸拔于肩髃、天宗、臑俞、肩髎穴上。通常每次每穴留罐5~15分钟，隔日拔罐1次，10次为1个疗程。

适应证：肩周炎。

处方八

取穴：大椎、肩井、肩髃。

操作：患者取适当的体位，充分暴露拔罐处皮肤，局部常规消毒后，用三棱针在大椎、肩井、肩髃穴上点刺至微量出血，之后用闪火法将大小合适的罐具吸拔于点刺处。通常每次每穴留罐 5~10 分钟，3 日拔罐 1 次，5 次为 1 个疗程。

适应证：肩周炎。

《处方九》

取穴：大椎、肩髃、秉风、阳陵泉、条口。

操作：患者取适当的体位，充分暴露拔罐处皮肤，局部常规消毒后，用闪火法将大小合适的罐具吸拔于大椎、肩髃、秉风、阳陵泉、条口穴上。通常每次每穴留罐 5~15 分钟，隔日拔罐 1 次，10 次为 1 个疗程。起罐后注意缓慢活动颈肩部数分钟。

适应证：肩周炎。

《处方十》

取穴：肩髃、肩贞、阳陵泉、条口。

操作：患者取适当的体位，充分暴露拔罐处皮肤，局部常规消毒后，用闪火法将大小合适的罐具吸拔于肩髃、肩贞、阳陵泉、条口穴上。通常每次每穴留罐 5~15 分钟，隔日拔罐 1 次，10 次为 1 个疗程。起罐后注意缓慢活动颈肩部数分钟。

适应证：肩周炎。

22 应用拔罐疗法治疗肩周炎应注意什么?

咨询： 我最近总感觉右侧肩部疼痛不舒服，肩关节的功能活动也受到限制，刷牙、举手都感到困难，经检查被诊断为肩周炎。听说拔罐疗法能治疗肩周炎，孩子给我购买个拔罐器，让我用拔罐的方法调理一下。请您给我讲一讲：应用拔罐疗法治疗肩周炎应注意什么?

解答： 拔罐确实能治疗肩周炎，您想了解一下拔罐疗法治疗肩周炎应注意什么，这对避免拔罐不当引发不良反应是十分必要的。为了保证拔罐疗法治疗肩周炎安全有效，避免不良反应发生，在应用拔罐疗法治疗肩周炎时，应注意以下几点。

（1）患者要选择舒适、适当的体位，拔罐过程中不能移动体位，以免罐具脱落；要根据不同部位选择不同口径的罐具，注意选择肌肉丰满、富有弹性、没有毛发及局部平整的部位，以防掉罐，拔罐动作要稳、准、快。应用投火法时，应避免烫伤皮肤；应用刺络拔罐时，勿使出血量过大；应用针罐结合法时，需避免撞压针具。

（2）要注意拔罐的禁忌证，皮肤有溃疡、水肿及大血管相应的部位不宜拔罐，孕妇的腹部和腰骶部也不宜拔罐，常有自发性出血或损伤后出血不止的患者也不宜使用拔罐疗法。

（3）在拔罐治疗时，应进行严格消毒，防止感染及乙型肝炎等传染病的发生，针罐结合法及刺络拔罐法更应注意。拔罐时要保持室内温暖，防止受凉感冒；拔罐后应避免受凉和风吹，注意局部保暖。

（4）坐罐时应注意掌握时间的长短，以免起疱；起罐时用一手握罐，另一手以指腹按压罐旁皮肤，待空气进入罐中，消除负压，即可将罐取下，切忌用力硬拔。如果上次拔罐后局部出现的瘀血尚未消退，则不宜在原处再拔罐。

（5）拔罐后局部皮肤出现发红、发紫属于正常现象，可在局部轻轻按揉片刻，不必特殊处理；如果局部皮肤出现小的破溃，也可不做特殊治疗，但应注意保持局部皮肤的清洁与干燥，防止发生细菌感染；对于较大的皮肤糜烂破溃，应将局部消毒处理后，用消毒的纱布敷盖，松轻包扎，避免感染化脓。

23 熏洗疗法治疗肩周炎有什么特点？

咨询：我患有肩周炎，不仅左侧肩部疼痛不舒服，肩关节的功能活动也受到限制，正在服用中药治疗。我从网络上看到熏洗疗法治疗肩周炎有显著的特点，可使药物的作用直达病所，具有较好的疗效。想进一步了解一下，我要问的是：熏洗疗法治疗肩周炎有什么特点？

解答：熏洗疗法是指利用中药在煎煮过程中产生的蒸汽，或煎煮得到的药液，熏、蒸、洗患处肌肤，以达到治病保健目的的一种外治方法，也是民间最常用的治疗关节肌肉酸沉疼痛的方法之一。

熏洗疗法历史悠久，自有草药煎剂内服治病的方法时就有了煎剂外洗的方法，现存最早的中医学著作《黄帝内经》中所说"其有邪者，渍形以为汗"，指的就是早期的熏洗疗法。熏洗疗法治疗疾病，可使药物的作用直达病所，通过皮肤、黏膜中丰富的血管网络，借助药力和热力的作用，共同调节机体的生理、病理过程，改善局部营养，促进新陈代谢，疏通经络气血，使人体腠理疏通、脉络调和、气血流畅，以缓解病痛。

熏洗疗法以其操作简便、适应证广泛、疗效独特而著称，在民间广为流传，不失为一种家庭施治的良法。对于肩周炎、颈椎病、腰腿痛、类风湿关节炎、湿疹等疾病来说，熏洗治疗时药物的功效可直接作用于患处，其治疗效果比内服汤剂好且起效迅速。

熏洗治疗肩周炎时，熏洗的药物可发挥祛风散寒、活血化瘀、消肿止痛、通利经络等作用，用药液在局部熏洗，因温热的作用，可使血管扩张，促进血液循环，改善局部的血液供应，从而发挥药物和热力的协同作用，修复肩部各种损伤，活血化瘀，改善微循环，濡养肌肉，滑利关节，加强肌肉的收缩功能，防止肌肉萎缩，缓解局部肌肉的痉挛疼痛，避免关节韧带粘连，调整、改善肩关节的运动功能，因而有助于促进肩周炎患者的顺利康复。

24 治疗肩周炎常用的中药熏洗处方有哪些？

咨询： 我最近总感觉右侧肩部疼痛，肩关节的功能活动也受到限制，刷牙、举手都感到困难，医生说是肩周炎。听说中药熏洗能治疗肩周炎，缓解肩周炎引起的肩部疼痛，我想试一试，还不知道熏洗的处方。请问：**治疗肩周炎常用的中药熏洗处方有哪些？**

解答： 中药熏洗是民间最常用的治疗关节肌肉酸沉疼痛的方法之一，肩周炎患者通过中药熏洗治疗，确实能缓解肩部疼痛，恢复肩关节正常运动功能。您想了解治疗肩周炎常用的中药熏洗处方有哪些，下面给您介绍几则，供您参考。

〈处方一〉

配方：红花、当归、川芎各30克，桂枝20克。

用法：将上药一同放入砂锅中，加入适量清水，武火煮沸后，改用文火再煎20分钟，去渣取药液，趁热浸洗患侧肩部。如药液温度太低时，可适当再加温。通常每次浸洗30分钟，每日1~2次，1剂药可用3次。

功效：活血化瘀，通络止痛。

适应证：肩周炎。

《处方二》

配方：伸筋草、透骨草各 30 克，五加皮、独活、老鹳草、赤芍、桂枝、羌活、木瓜、乳香、没药各 20 克，红花 9 克，川芎 6 克，牛膝 15 克。

用法：取上药 1 剂，置于熏蒸锅中，加入适量清水。患者平躺在熏蒸床上，将患侧肩周疼痛部位置于熏蒸锅上方，用文火煎煮药液，熏蒸患侧肩部，其熏蒸的温度以患者能耐受为度。如药液温度太低时，可适当再加温。通常每剂药可用 3 次，每次熏蒸 30 分钟，每日 1 次，15 次为 1 个疗程。女性患者在月经期停止治疗。

功效：舒筋祛痹，通经活络，消肿止痛。

适应证：肩周炎。

《处方三》

配方：透骨草、延胡索、当归、姜黄、花椒、威灵仙、海桐皮、乳香、没药、羌活、白芷、苏木、五加皮、红花各 10 克，土茯苓 9 克。

用法：将上述药物用纱布包好，放入砂锅中，加入清水约 4000 毫升，浸泡 30 分钟。之后用武火煎煮，至煮沸后改用文火再煎 20 分钟，使药物气味尽出。待药液温度下降到 50~60℃ 时，用手拿盛药的纱布包蘸药液外洗患侧肩部，如药液温度太低时可适当再加温。通常每次浸洗 20~30 分钟，每日 1 次，1 剂药可用 2~3 次。

功效：舒筋活血，消肿止痛。

适应证：肩周炎，对中医辨证属气滞血瘀型者效果尤好。

《处方四》

配方：当归、羌活、红花、白芷、防风、制乳香、制没药、骨碎补、续断、木瓜、透骨草、川椒、川芎、片姜黄各10克。

用法：将上药一同放入砂锅中，加入适量清水，煎取药液，趁热熏洗患侧肩部。如药液温度太低时，可适当再加温。通常每次熏洗30分钟，每日2次。

功效：舒筋活血，通络止痛。

适应证：肩周炎。

《处方五》

配方：桑枝、槐枝、柳枝、茄枝各50克，钩藤、鸡血藤各30克，红花、川芎各20克。

用法：取上药放入砂锅中，加入清水适量，武火煮沸后，改用文火再煮20分钟，取出药渣，把药汁倒入盆中，趁热浸洗患侧肩部。通常每次浸洗20~30分钟，每日1~2次。

功效：舒筋通络，活血止痛。

适应证：肩周炎，对以肩关节活动障碍为主要表现者尤为适宜。

《处方六》

配方：当归、赤芍各90克，白芍、川芎、红花、牛膝各60克，黄芪150克，木瓜、桂枝各15克。

用法：取上药放入砂锅中，加入清水适量，武火煮沸后，改用文火再煎20分钟，使药物的气味尽出，然后连渣带汁一同倒入准备好的盛器内，熏洗患侧肩部。开始熏时温度较高，感觉过烫时可离盛器远些，稍温后离盛器近些，待药液温度下降到50~60℃时，用毛巾蘸药液反复擦洗患侧肩部，直至药液冷却。通常每次熏洗20~30分钟，每日1次，1剂药可用2~3次。

功效：补气活血，舒筋通络止痛。

适应证：肩周炎，对以肩部酸沉胀痛为主要表现者尤为适宜。

《处方七》

配方：伸筋草、透骨草、苏木、红花各50克，生姜30克。

用法：将上药一同放入砂锅中，加入适量清水，煎取药液，趁热熏洗患侧肩部，可边熏洗边被动活动肩关节。如药液温度太低时，可适当再加温。通常每次熏洗30分钟，每日2次，1剂药可用2~3次。

功效：活血通络，解痉止痛。

适应证：肩周炎，对以肩关节活动障碍为主要表现者尤为适宜。

《处方八》

配方：艾叶120克，川椒、透骨草各30克。

用法：将上药一同放入砂锅中，加入适量清水，煎取药液，趁热先熏后洗患侧肩部。如药液温度太低时，可适当再加温。通常每次熏洗30分钟，每日1~2次，1剂药可用3次。

功效：祛风散寒，舒筋通络，活血止痛。

适应证：肩周炎，对以肩部疼痛不适为主要表现者尤为适宜。

《处方九》

配方：炒艾叶、川乌、木瓜、防风、五加皮、地龙、当归、羌活、土鳖虫、伸筋草各30克。

用法：将上药一同放入砂锅中，加入适量清水，煎取药液，趁热先熏后洗患侧肩部。如药液温度太低时，可适当再加温。通常每次熏洗30分钟，每日2次，1剂药可用3次。

功效：祛风散寒，活血通络，舒筋止痛。

适应证：肩周炎。

《处方十》

配方：川乌、草乌、苍术、独活、桂枝、防风、艾叶、花椒、刘寄奴、红花、透骨草、伸筋草各9克。

用法：将上述药物用纱布包好，放入砂锅中，加入清水约4000毫升，浸泡30分钟，之后用武火煎煮，至煮沸后改用文火再煎20分钟，使药物的气味尽出，待药液温度下降到50~60℃时，用手拿盛药的纱布包蘸药液反复洗患侧肩部。如药液温度太低时，可适当再加温。通常每次熏洗20~30分钟，每日1次，1剂药可用2~3次。

功效：温经散寒，舒筋活血，通络止痛。

适应证：肩周炎，对中医辨证属寒湿痹阻型者效果尤好。

25 应用熏洗疗法治疗肩周炎应注意什么?

咨询： 我患有肩周炎，肩部疼痛，刷牙、举手都感到困难的滋味，实在让人难以忍受。听说熏洗疗法治疗肩周炎的效果不错，能缓解肩部疼痛，恢复肩关节正常运动功能，我准备试一试，但还不清楚有哪些注意事项。请您告诉我：**应用熏洗疗法治疗肩周炎应注意什么？**

解答： 熏洗疗法治疗肩周炎的效果确实不错，能有效缓解肩部疼痛，恢复肩关节正常运动功能。为了保证熏洗疗法治疗肩周炎安全有效，避免不良反应发生，在应用熏洗疗法治疗肩周炎时，应注意以下几点。

（1）熏洗应在医生的指导下进行：根据熏洗疗法的适应证和禁忌证选择患者，切忌对有禁忌证者进行熏洗治疗。有皮肤过敏史、皮肤破损者以及伴有出血倾向疾病者等，均不宜使用熏洗疗法。要根据不同的病情选取与之相适应的药物，在明白注意事项后，再进行熏洗治疗。

（2）掌握好药液温度和熏蒸距离：在使用熏蒸法时，体表与药液的距离要适当控制，过近易烫伤皮肤，过远则热力不够，可采用先远后近或不断移动调节的方法进行熏蒸。在浸洗时，药液的温度要适当，不宜过热或过凉，药液过凉时可适当再加温。

（3）注意药液保管及熏洗后避风：熏洗药1剂可使用2~3次，但夏季应当日煎药当日用，药液应存放于低温处，以免变质。熏洗后要及时擦干皮肤，注意避风防凉，并适当卧床休息。

（4）注意与其他治疗方法相配合：在应用熏洗疗法的同时，还可配合以针灸、拔罐、按摩、运动、理疗等治疗方法，以发挥综合治疗的优势，提高临床疗效。

26 治疗肩周炎常用的中药热熨处方有哪些？

咨询：我今年47岁，患肩周炎已有一段时间，不仅左侧肩部疼痛，肩关节的功能活动也受到限制。我从电视上看到中药热熨方法简单，能治疗肩周炎，我准备试一试，但不知道中药热熨的方法。我要问的是：治疗肩周炎常用的中药热熨处方有哪些？

解答：所谓中药热熨，是指选用具有温经散寒、行气活血、通络止痛作用的中药，将其加热后熨敷于局部，借助热力作用以治疗疾病的方法。中药热熨确实能治疗肩周炎，缓解肩部疼痛不舒服，恢复肩关节正常运动功能。

您患有肩周炎，用中药热熨进行调治是可行的。用于治疗肩周炎的中药热熨方法有很多，下面选取临床较常用者，依次从配方、操作、适应证三个方面予以介绍，供您参考。

配方：晚蚕砂 1500 克。

操作：将晚蚕砂平均分成两份，分别装入两个布袋中，放入锅中，旺火蒸热后取出，趁热把药袋放在患侧肩部来回热熨，两个药袋交替使用。通常每次热熨 20~30 分钟，每日热熨 1~2 次。

适应证：肩周炎。

处方二

配方：当归、川芎、姜黄、羌活、红花、白芷、防风、乳香、没药、续断、木瓜、透骨草、威灵仙、桂枝、细辛各 10 克，白酒适量。

操作：将上述药物研为粗末，分成两份，分别装入两个缝好的长方形棉布袋内扎口。用时每袋洒白酒约 30 毫升，水 20 毫升，放在蒸锅中干蒸 20 分钟，热熨患侧肩部，两个药袋轮换使用。药袋用后挂于通风处，次日再用时方法同前，可连用 3 日。通常每次热熨 20~30 分钟，每日热熨 2 次，6~9 日为 1 个疗程。

适应证：肩周炎以肩部酸痛不适为主要表现者。

处方三

配方：当归、白附子、僵蚕各 30 克，全蝎 10 克，细辛 5 克，白酒适量。

操作：将上药分别研为粗末，搅拌混匀，然后放入锅中，炒至烫手时，烹上白酒，再稍炒片刻，装入布袋中，热熨患侧肩部，凉后可再加热。通常每次热熨 20~30 分钟，每日热熨

2次。

适应证：肩周炎。

⟨处方四⟩

配方：当归、川芎、白芍各 50 克，红花 20 克，桂枝、菊花各 15 克，米醋适量。

操作：将上药分别研为粗末，一同放入锅中，用旺火翻炒，至烫手时，烹上米醋，再稍炒片刻，装入布袋中，热熨患侧肩部，凉后可再加热。通常每次热熨 20~30 分钟，每日热熨 1~2 次。

适应证：肩周炎以肩关节活动障碍为主要表现者。

⟨处方五⟩

配方：小茴香 30 克，晚蚕砂 200 克，食盐 100 克，白酒适量。

操作：将小茴香、晚蚕砂、食盐一同放入锅中，用旺火翻炒，至烫手时，烹上白酒，再稍炒片刻，装入布袋中，热熨患侧肩部，凉后可再加热。通常每次热熨 20~30 分钟，每日热熨 1~2 次。

适应证：肩周炎以肩部酸麻沉痛为主要表现者。

⟨处方六⟩

配方：制川乌、制草乌、制附子各 12 克，乳香、没药、当归、生姜、大葱各 15 克，延胡索、防风各 60 克，红花 20 克，桂枝 10 克，三七 18 克，透骨草 24 克，甘草 9 克。

操作：将上药共研为粗末（生姜、大葱除外），分成两份，每次取 1 份，掺入捣烂的生姜和大葱（生姜和大葱也分成两份，每次取 1 份），炒热后装入布袋中，热熨患侧肩部，两药袋轮换使用。通常每次热熨 20~30 分钟，每日热熨 1~2 次，7~10 日为 1 个疗程。

适应证：肩周炎以肩部麻沉不适、肩关节活动障碍为主要表现者。

处方七

配方：秦艽、当归、白芍、鸡血藤、艾叶各 50 克，桂枝、丹皮各 20 克，细辛 5 克，白酒适量。

操作：将上药分别研为粗末，一同放入锅中，用旺火翻炒，至烫手时，烹上白酒，再稍炒片刻，装入布袋中，热熨患侧肩部，凉后可再加热。通常每次热熨 20~30 分钟，每日热熨 1~2 次。

适应证：肩周炎。

处方八

配方：透骨草、当归各 30 克，丹皮、红花、独活各 20 克，晚蚕砂 200 克。

操作：将透骨草、当归、丹皮、红花、独活分别研为粗末，与晚蚕砂混匀后一同装入布袋中，用旺火蒸热后取出，热熨患侧肩部。可 1 个药袋反复进行，也可两个药袋交替使用。通常每次热熨 20~30 分钟，每日热熨 1~2 次。

适应证：肩周炎以肩部疼痛、肩关节活动障碍为主要表现者。

处方九

配方：天南星、生川乌、生草乌、羌活、苍术、姜黄、半夏各20克，白附子、白芷、乳香、没药各10克，红花、细辛各6克，白胡椒30粒，食醋、蜂蜜、白酒、葱白、生姜各适量。

操作：将天南星、生川乌、生草乌、羌活、苍术、姜黄、半夏、白附子、白芷、乳香、没药、红花、细辛、白胡椒共研为粗末，加食醋、蜂蜜、白酒及捣烂的葱白、生姜，炒热后装入布袋中，热熨患侧肩部，凉后可再加热。通常每次热熨20~30分钟，每日热熨1~2次，5~7日为1个疗程。

适应证：肩周炎。

《处方十》

配方：晚蚕砂500克，羌活、红花、川芎、当归、虎杖各50克，白芷20克，细辛5克。

操作：将羌活、红花、川芎、当归、虎杖、白芷、细辛分别研为粗末，与晚蚕砂混匀后，平均分成两份，分别装入两个布袋中，旺火蒸热后取出，热熨患侧肩部。开始时药袋较烫，可一提一放地热熨，等药袋温度降低后，可慢慢地移动、轻按不动，温度再低时就迅速调换另一个药袋。如此边热熨边换，反复操作。通常每次热熨20~30分钟，每日热熨1~2次，5~7日为1个疗程。

适应证：肩周炎。

27 治疗肩周炎常用的中药酒剂外搽方有哪些?

咨询: 我最近不仅左侧肩部疼痛不舒服,肩关节的功能活动也受到限制,医生说是肩周炎。听说局部外用药物比内服用药治疗肩周炎的效果要好,中药酒剂外搽是治疗肩周炎行之有效的方法。我想了解一下: 治疗肩周炎常用的中药酒剂外搽方有哪些?

解答: 中药外搽法是将外搽中药直接涂搽于患部的一种外治方法,此方法能使药物直接作用于病所,其缓解局部疼痛不适等症状的作用显著,是中医独具特色的治疗疾病的方法,也是人们常用的自我调治肩周炎的外治方法。

外搽法始见于《素问·血气形志篇》:"经络不通,病生于不仁,治之以按摩醪药。"醪药就是用来配合按摩而涂搽的药酒。外搽药可直接涂搽于伤处、麻痹疼痛处,或在施行理筋手法时配合外用。外搽药一般可分为酒剂、油膏与油剂,其中以酒剂较为常用。酒剂指外用药酒或外用伤药水是用药与白酒、醋浸制而成,通常酒醋之比例为 8:2,也可单用酒或乙醇溶液浸泡。用于治疗肩周炎的中药酒剂外搽方较多,下面选择临床较常用者,从配方、用法、功效、适应证诸方面予以介绍。

处方一

配方：细辛、花椒、红花、樟脑、桂枝、乳香、没药、血竭各5克，川芎、麻黄、艾叶各10克，白酒适量。

用法：将上药研为粗末，放入装有适量白酒的瓶子中，密封浸泡24小时后，用纱布蘸取药液外搽患侧肩部。通常每日外搽2~3次，连续治疗1~2周。

功效：活血通络止痛。

适应证：肩周炎。

处方二

配方：细辛、红花、冰片各5克，白酒250毫升。

用法：将细辛、红花研为粗末，之后与冰片一同放入装有白酒的瓶子中，密封浸泡24小时后，用纱布蘸取药液外搽患侧肩部。通常每日外搽2~3次，连续治疗1~2周。

功效：宣痹通络，活血止痛。

适应证：肩周炎。

处方三

配方：枇杷叶、白酒各适量。

用法：把捣碎的枇杷叶放入装有适量白酒的瓶子中，密封浸泡1~2个月后，用纱布蘸取枇杷酊外搽患侧肩部。通常每日外搽2次，连续治疗7~10日。

功效：通络止痛。

适应证：肩周炎。

处方四

配方：红花、川乌各9克，蝉蜕、延胡索、续断各15克，鸡血藤、威灵仙各 30 克，冰片 3 克，陈醋、白酒各适量。

用法：将红花、川乌、蝉蜕、延胡索、续断、鸡血藤、威灵仙研为粗末，混匀后与冰片一同放入装有适量陈醋和白酒的瓶子中，密封浸泡 1 周后，用纱布蘸取药液外搽患侧肩部。通常每日外搽 2~3 次，连续治疗 1~2 周。

功效：活血化瘀，消肿止痛。

适应证：肩周炎。

《处方五》

配方：川牛膝、木瓜、炮姜、地骨皮各 12 克，羌活、五加皮、陈皮、茜草、没药、肉桂各 9 克，厚朴、当归各 15 克，冰片、白酒各适量。

用法：将上述药物研为粗末，之后与冰片一同放入装有白酒的瓶子中，密封浸泡 7 日后，用纱布蘸取药液外搽患侧肩部。通常每日外搽 2~3 次，连续治疗 1~2 周。

功效：祛风散寒，通络止痛。

适应证：肩周炎。

28 药物敷贴法治疗肩周炎有什么特点？

咨询： 我最近总感觉右侧肩部疼痛，肩关节的功能活动也受到限制，医生说是肩周炎。朋友给我介绍了一个药物敷贴的方子，说能治疗肩周炎，缓解肩部疼痛不舒服，恢复肩关节正常运动功能，我想进一步了解一下药物敷贴法。请问：**药物敷贴法治疗肩周炎有什么特点？**

解答： 药物敷贴法简称药敷，是将药物经加工处理，敷于患部或穴位上，"外惹内效"，使外敷药物通过肌肤吸收或借助对穴位、经络的刺激作用，来治疗疾病的一种外治方法。药物敷贴法和中医其他治疗方法一样，也是以中医学整体观念和辨证论治为指导思想的，正如清代医家吴师机所说："外治之理，即内治之理，外治之药，亦即内治之药，所异者法耳。"也就是说，内治和外治的理、方、药三者是相同的，不同者仅仅是方法各异而已。药物敷贴法确实能治疗肩周炎，缓解肩部疼痛不适，恢复肩关节正常运动功能。药物敷贴法具有疗效显著、简便易行、副作用较少等特点，深受肩周炎患者的欢迎。

根据肩周炎患者的不同证型，按药物性味、归经及作用进行辨证选药，药物通过皮肤渗达皮下组织，在局部产生药物浓度的相对优势，直接发挥药物自身的治疗作用。药物外敷后，局部血管扩张，加速血液循环而改善周围组织营养，起消炎止痛作用。某些刺激性强的药物，通过神经反射来调节机体功能，增强机体的抗病能力。利用药物对穴位的刺激，可产生温通经络、化瘀止痛、行气活血、祛湿散寒之功效，从而通过经络调整达到补虚泻实、促进阴阳平衡的作用。同时，药物通过皮肤由表入里，循经络传至脏腑，调节阴阳气血，扶正祛邪，起到整体治疗的作用。肩周炎患者运用药物敷贴法进行治疗，能舒筋通络、祛风除湿、温经散寒、消炎止痛，并可调畅气血、调整脏腑功能，解除肌肉痉挛，改善和缓解肩部疼痛不适等症状，恢复肩关节正常的运动功能，有利于肩周炎患者的顺利康复。

29 治疗肩周炎常用的药物
   敷贴处方有哪些？

咨询：我朋友去年曾患肩周炎，是用药物敷贴法调治好的。我最近不仅左侧肩部疼痛，肩关节的功能活动也受到限制，举手、系腰带都感到困难，医生说是肩周炎。我也准备用药物敷贴法试一试，但苦于没有敷贴的处方。请问：治疗肩周炎常用的药物敷贴处方有哪些？

解答：适用于治疗肩周炎的药物敷贴处方有很多，它们各有不同的适用范围，下面介绍一些临床常用者，供您参考。

处方一

配方：生蒲黄、五灵脂各50克，陈醋适量。

用法：将生蒲黄、五灵脂分别研成细末，混匀后用陈醋调成糊状，外敷于患侧肩部疼痛最明显处，用敷料覆盖，胶布固定。通常每日换药1次，7日为1个疗程。

功效：活血化瘀止痛。

适应证：肩周炎，中医辨证属气滞血瘀型者效果尤佳。

处方二

配方：虎杖根100克，鸡蛋清适量。

用法：将虎杖根研成细末，用鸡蛋清调成糊状，每次取适量放在麝香止痛膏的上面，外敷于患侧肩部疼痛最明显处，用敷料覆盖，胶布固定。通常每日换药 1 次，7 日为 1 个疗程。

功效：活血通经，通络止痛。

适应证：肩周炎以肩部疼痛不适为主要表现者。

〈处方三〉

配方：苏木、红花、制乳香、血竭、丁香各 3 克，制没药、自然铜（醋淬 7 次）各 4.5 克，白酒或陈醋适量。

用法：将上药共研为细末，以白酒或陈醋调成糊状，外敷于患侧肩部疼痛最明显处，用敷料覆盖，胶布固定。通常每日换药 1 次，7~10 日为 1 个疗程。

功效：活血化瘀，通络止痛。

适应证：肩周炎。

〈处方四〉

配方：威灵仙 120 克，延胡索 60 克，防风、秦艽各 30 克，樟脑酒适量。

用法：将上药共研为细末，加樟脑酒调成糊状，外敷于患侧肩部疼痛最明显处，用敷料覆盖，胶布固定。通常每日换药 1 次，5~10 日为 1 个疗程。

功效：舒筋活血，祛风通络止痛。

适应证：肩周炎以肩部酸沉疼痛为主要表现者。

〈处方五〉

配方：夜交藤 100 克，葱白 30 克，鸡蛋清适量。

用法：将夜交藤研成细末，与捣烂的葱白混匀，再加鸡蛋清调成糊状，外敷于患侧肩部疼痛最明显处，用敷料覆盖，胶布固定。通常每日换药 1 次，5~10 日为 1 个疗程。

功效：养血活血，通络止痛。

适应证：肩周炎，中医辨证属血虚络阻型者效果尤佳。

《处方六》

配方：木瓜、蒲公英各 60 克，没药、栀子、土鳖虫各 30 克，乳香 15 克，大黄 10 克，鸡蛋清适量。

用法：将上药共研为细末，用鸡蛋清调成糊状，外敷于患侧肩部疼痛最明显处，用敷料覆盖，胶布固定。通常每日换药 1 次，7 日为 1 个疗程。

功效：祛风活血，化瘀通络，消肿止痛。

适应证：肩周炎。

《处方七》

配方：皂角 60 克，羌活、桂枝、威灵仙、白芷、姜黄、乳香、没药、绞股蓝各 30 克，冰片、陈醋各适量。

用法：将上药（冰片、陈醋除外）共研为细末，装瓶中密封备用。用时视病情取药末适量，加入陈醋调成糊状，趁热摊于布上，将冰片撒于药糊上，待不烫手时敷于患侧肩部疼痛最明显处，2 小时后取下。通常每日敷贴 1 次，7~10 日为 1 个疗程。

功效：散寒凝，通血脉，舒筋止痛。

适应证：肩周炎以肩部疼痛、肩关节运动障碍为主要表现者。

《处方八》

配方：羌活、独活、赤芍、当归、生地黄、续断、红花、丹皮、杜仲、牛膝各等份，陈醋适量。

用法：将上药共研为细末，每次取适量，用陈醋调成糊状，外敷于患侧肩部，用敷料覆盖，胶布固定。通常每日换药 1 次，5~10 日为 1 个疗程。

功效：舒筋活血，强筋壮骨。

适应证：肩周炎。

《处方九》

配方：细辛、独活、羌活、地龙、川芎、延胡索、制川乌各等份，白酒适量。

用法：将上药共研为细末，每次取适量，用白酒调成糊状，外敷于患侧肩部疼痛最明显处，用敷料覆盖，胶布固定。通常每日换药 1 次，10~20 日为 1 个疗程。

功效：温经散寒，通络止痛。

适应证：肩周炎，中医辨证属寒湿型者效果尤佳。

《处方十》

配方：羌活、防风、升麻、苍术、藁本、栀子、桃仁、红花、乳香、没药各 20 克，白酒、蜂蜜、陈醋各适量。

用法：将羌活、防风、升麻、苍术、藁本、栀子、桃仁、红花、乳香、没药共研为细末，用等份的白酒、蜂蜜、陈醋调成糊状，外敷于患侧肩部疼痛最明显处，用敷料覆盖，胶布固定。通常每日换药 1 次，7 日为 1 个疗程。

功效：祛风散寒除湿，活血化瘀止痛。

适应证：肩周炎以肩部疼痛为主要表现者。

《处方十一》

配方：鲜韭菜 60 克，三七 10 克。

用法：将三七研为细末，鲜韭菜捣烂，之后搅匀调成糊状，外敷于患侧肩部疼痛最明显处，用敷料覆盖，胶布固定。通常每日换药 1 次，7~10 日为 1 个疗程。

功效：活血化瘀止痛。

适应证：肩周炎，中医辨证属气滞血瘀型者效果尤佳。

《处方十二》

配方：当归、赤芍、制乳香、木瓜各 6 克，紫金锭、芙蓉叶、金果榄各 10 克，陈醋适量。

用法：将上药共研为细末，用陈醋调成糊状，外敷于患侧肩部，用敷料覆盖，胶布固定。通常每日换药 1 次，5~10 日为 1 个疗程。

功效：舒筋活血，化瘀止痛。

适应证：肩周炎。

30 应用药物敷贴法治疗肩周炎应注意什么？

咨询： 我今年 49 岁，最近总感觉右侧肩部疼痛不舒服，肩关节的功能活动也受到限制，刷牙、举手都感到困难，经检查被诊断为肩周炎。同事介绍个药物敷贴方子给我，说治疗肩周炎的效果不错。我准备试一试，又不放心。请问：应用药物敷贴法治疗肩周炎应注意什么？

解答：为了保证药物敷贴法治疗肩周炎安全有效，避免发生不良反应，在应用药物敷贴法治疗肩周炎时，应注意以下几点。

（1）注意药物敷贴法的禁忌证：药物敷贴法必须在医生的指导下，掌握操作要领和注意事项后，根据药物敷贴法的适应证选择患者，严禁对有药物敷贴禁忌证者进行药物敷贴治疗。有皮肤过敏史、皮肤破损者以及伴有出血倾向疾病者等，均不宜使用药物敷贴法。

（2）做到辨证选药进行药物敷贴：外敷药和内服药一样，也应根据病情的不同辨证选药，抓着疾病的本质用药，方能取得好的治疗效果，切不可不加分析地乱用。要注意外敷药物的干湿度，过湿容易使药糊外溢，太干又容易脱落，一般以药糊为稠厚状有一定的黏性为度。

（3）重视局部消毒及其不良反应：敷药局部要注意清洁消毒，可用75%乙醇进行局部皮肤擦拭，也可用其他消毒液洗净局部皮肤，然后敷药，以免发生感染。一些刺激性较大或辛辣性的药物对皮肤有一定的刺激作用，可引起局部皮肤红肿、发痒、疼痛、起疱等不良反应；有些患者敷药后还可出现皮肤过敏等现象，还有些患者对胶布或伤湿止痛膏等过敏。对这些患者应及时处理，或改用其他治疗方法。

（4）注意与其他治疗方法配合：药物敷贴法作为综合治疗肩周炎的方法之一，与其他治疗方法起到相辅相成、相互促进的作用，在临床中还应注意与功能锻炼以及按摩、针灸等治疗方法密切配合，以充分发挥综合治疗的优势，提高临床疗效。

31 什么是热敷法？热敷法调治肩周炎有什么特点？

咨询： 我最近总感觉左侧肩部疼痛不舒服，肩关节的功能活动也受到限制，经检查被诊断为肩周炎。听说热敷法方法独特，治疗调养肩周炎的效果不错，我想了解一下这方面的知识，若可行的话准备试一试。我要问的是：什么是热敷法？热敷法调治肩周炎有什么特点？

解答： 热敷法是将发热的物体放置于患者患处或机体某一特定部位（如穴位），通过皮肤作用于机体以达到调治疾病目的的一种独特防病治病方法，也是人们常用的自我调治慢性伤痛的方法之一。

热敷法通过温热作用，能使局部的毛细血管扩张，血液循环加速，肌肉松弛，以疏通经络、流畅气血，具有活血化瘀、祛除寒湿、缓解痉挛、减轻疼痛、消除疲劳等作用。肩周炎患者通过适当的热敷，可解除肩背部肌肉痉挛，改善和缓解肩部疼痛不适等症状，恢复肩关节正常的运动功能，有利于肩周炎患者的顺利康复。适宜于肩周炎患者的热敷法较多，疗效较好的有毛巾热敷法、盐热敷法、沙热敷法、葱热敷法、姜热敷法、砖瓦热敷法、热水袋热敷法、醋热敷法等，肩周炎患者可根据自己的具体情况有选择地应用。

需要说明的是，有皮肤破损、湿疹等疾病者忌用热敷疗法，应用热敷法调治肩周炎关键在于一个"热"字，尽可能以适宜的温度进行热敷，防止烫伤皮肤。在热敷以后，应立即擦干、擦净皮肤，穿好衣服，注意保暖，防止局部风寒侵袭和受凉感冒。用布袋热敷时应先检查一下布袋，防止在热敷时布包散开。应用热水袋热敷时要先检查是否漏水。同时还应注意局部皮肤溃烂、出血者不宜应用热敷法，孕妇禁用热敷法。

32 调治肩周炎常用的热敷方法有哪些？

咨询： 我患有肩周炎，不仅左侧肩部疼痛，肩关节的功能活动也受到限制。听说热敷法能调治肩周炎，缓解肩部疼痛，恢复肩关节正常运动功能，我准备试一试。请问：调治肩周炎常用的热敷方法有哪些？

解答： 用于调治肩周炎的热敷方法有很多，较常用的有毛巾热敷法、盐热敷法、沙热敷法、葱热敷法、姜热敷法、砖瓦热敷法、热水袋热敷法和醋热敷法。

（1）毛巾热敷法：先把毛巾浸在热水盆内，取出并拧至半干，用手腕掌侧试其温度是否适当，把温度适当的热毛巾敷于患侧肩部疼痛处，敷时还应询问患者是否感到烫。毛巾上面可再盖一棉垫，以免热气散失。同时，要准备两块毛巾，以便交替使用。大约每5分钟换1次毛巾，每次热敷15~20分钟，每日热敷1~2次。

（2）盐热敷法：选择颗粒大小均匀，没有杂质的食盐适量，倒入铁锅中，用文火慢慢加热，边加热边搅拌，待温度在55~60℃时，倒入布袋内，将口扎好，敷于患侧肩部酸沉疼痛明显处。通常每次热敷15~20分钟，每日热敷1~2次。

（3）沙热敷法：取适量的细沙，放在铁锅内炒热，用布包裹后，趁热敷于患侧肩部疼痛处，以患者感到舒适、能耐受为度。通常每次热敷15~20分钟，每日热敷1~2次。

（4）葱热敷法：取适量新鲜葱白，捣烂后放入铁锅内炒热，用布包裹、扎紧，趁热置于患侧肩部疼痛处热敷。通常每次热敷15~20分钟，每日热敷1~2次。

（5）姜热敷法：取适量生姜（不去皮），洗净后捣烂，挤出一些姜汁，倒入碗中备用。将姜渣放在锅中炒热，用纱布包裹扎好口，在患侧肩部热敷，姜渣包凉后，再倒入锅中加些姜汁，炒热后再敷，如此反复进行。通常每次热敷15~20分钟，每日热敷1~2次。

（6）砖瓦热敷法：取适宜的青砖或瓦片，置炭火或煤火中烘热，用布包裹，以适当的温度热敷患侧肩部疼痛处，可用两组砖瓦轮流进行。通常每次热敷15~20分钟，每日热敷1~2次。

（7）热水袋热敷法：选取大小合适的热水袋，首先检查热水袋有无漏气，然后将热水（60~70℃）装至热水袋容量的三分之二，排出气体，旋紧袋口，擦干袋外面的水，装入布套内或用布包好待用。热敷时去掉布套或包布，直接敷于患侧肩部。通常每次热敷15~20分钟，每日热敷1~2次。

（8）醋热敷法：应用醋热敷法时，取适量食盐放入铁锅内爆炒，取适量陈醋洒入盐内，边洒边搅动，要求搅拌均匀，醋洒完后再略炒一下，倒在事先准备好的布包内，趁热敷于患侧肩部疼痛处。通常每次热敷 15~20 分钟，每日热敷 1~2 次。

33 什么是泥敷法？泥敷有什么作用？

咨询：我最近总感觉右侧肩部疼痛不舒服，肩关节的功能活动也受到限制，经检查被诊断为肩周炎。听说泥敷法能治疗调养肩周炎，我不清楚什么是泥敷法，对泥敷的作用和疗效也是将信将疑，想进一步了解一下。麻烦您给我讲一讲：**什么是泥敷法？泥敷有什么作用？**

解答：这里首先告诉您，泥敷法确实能调治肩周炎。泥敷法是以治疗泥为载体，将其加热后敷在人体一定部位，使热传至机体，以治疗疾病的一种外治方法。泥敷法治疗肩周炎，是通过将加热后的治疗泥敷于患侧肩部，使热传至整个病变部位，以达到消除患侧肩部酸沉疼痛不适等症状，改善肩关节运动功能的目的。治疗泥是指含有无机盐、有机物、微量元素和某些放射性物质，具有医疗作用的泥类。其种类较多，适用于肩周炎的治疗泥主要有淤泥、泥煤腐殖土、人工泥等，其中以淤泥最为常用。

泥敷法主要是通过温热作用、机械作用、化学作用及放射性辐射与电离作用等，而起治疗作用的。治疗泥热容量小，并有一定的可塑性和黏滞性，导热性低，散热过程慢，保温性能好，能长时间保持恒定的温度，泥敷肩部具有较好的温热作用，对减轻肩周炎患者肩部酸沉疼痛不适等症状大有好处。治疗泥中各种微小沙土颗粒和大量的胶体物质在与肩关节密切接触时，通过一定的压力和摩擦刺激，对患侧肩部产生机械性按摩作用，能减轻或缓解肩部疼痛不适，改善肩关节的运动功能。此外，治疗泥的某些化学作用和弱的放射性作用，能和上述治疗作用一起，对肩周的肌肉、肌腱和韧带产生综合性的治疗作用。

34 肩周炎患者怎样进行泥敷？

咨询： 我今年64岁，最近不仅左侧肩部疼痛不舒服，肩关节的功能活动也受到限制，刷牙、穿衣服都感到困难，经检查被诊断为肩周炎。听说市疗养院有一种泥敷法，治疗调养肩周炎的效果不错，我准备试一试。我要咨询的是：肩周炎患者怎样进行泥敷？

解答： 肩周炎患者进行泥敷，首先要掌握好泥疗的温度，其温度一般应控制在37~43℃，通常从37℃开始，然后根据患者的适应情况逐渐增加温度，或者先进行矿泉浴，适应几分钟后再进行泥疗。泥疗的时间一般为每次10~20分钟，患者适应后也可逐渐延长，通常每日或隔日1次，10~20次为1个疗程。

肩周炎患者的泥敷法可采用局部泥敷、局部泥浴、局部泥罨包和局部间接泥疗等。局部泥敷是将加热的治疗泥放在调泥台上搅拌或加入凉泥冷却，调到比所需温度高7℃时，再敷于患部治疗；局部泥浴是用水将泥调稀，放在特制的木盆或瓷盆中进行治疗；局部泥罨包是将加热的泥装在布袋中，然后将它敷于患侧肩部，用绷带固定，进行治疗；局部间接泥疗则是将治疗泥放在病变附近部位，进行治疗。

在局部泥敷治疗结束后，应用 35~37℃的温水冲洗治疗部位，必要时可用毛刷刷净，冲洗的时间不应超过 6~8 分钟，冲洗时禁用肥皂等洗涤用品。治疗结束后，要卧床休息 30~40分钟。

在应用泥敷法调治肩周炎时，要掌握泥敷的适应证，严防有泥敷禁忌证的肩周炎患者进行泥敷治疗，比如肩周炎伴有结核病、心功能不全、恶性肿瘤、重度脑动脉硬化、肾性高血压、重症哮喘、出血倾向性疾病，以及肩周部有皮肤急性炎症和湿疹等，都不宜用泥敷疗法。泥敷场所的温度和通风条件要适合治疗要求，治疗泥的温度要适宜。在泥敷治疗以后，应立即冲洗干净并擦干皮肤，穿好衣服，注意保暖，防止局部风邪侵袭和受凉感冒。为了补充治疗中机体水分的流失，要适当饮用糖盐水或温茶水等。

35 什么是蜡敷法？蜡敷有什么作用？

咨询： 我今年49岁，患肩周炎已有一段时间，正在针灸治疗。自从患病后我特别关注有关肩周炎的治疗调养知识，听说有一种蜡敷法，其方法独特，操作简单，能治疗调养肩周炎。请问：**什么是蜡敷法？蜡敷有什么作用？**

解答： 蜡敷法也称石蜡疗法，是将石蜡加温后作为导热体，涂布或直接热敷于局部患处，以达到治疗疾病目的的一种方法。蜡敷简单易行，疗效可靠，是调治肩周炎行之有效的方法之一。蜡敷法调治肩周炎，主要是通过蜡的温热作用和机械压迫作用，促进局部血液循环和营养状况的改善，以消肿、消炎和止痛，达到治疗调养肩周炎的目的。

石蜡热容量大，导热性小，无对流，蓄热能大，能使皮肤耐受较高的温度。石蜡涂在皮肤表面能迅速冷却凝固成一层蜡膜，阻止热量的迅速传递，故涂敷厚层的高温石蜡能保持较长时间的温热作用，以促进局部血管扩张，改善血液循环，有利于血肿的吸收和水肿的消散，并能增强网状内皮系统的吞噬功能，提高新陈代谢，消炎消肿。石蜡含有油质，可润泽皮肤，增强皮肤的柔软性和弹性，软化松解瘢痕组织和挛缩的肌腱。蜡敷能增强血液循环，改善局部皮肤营养，有利于软组织损伤的康复，缓解局部疼痛等症状。石蜡还有良好的可塑性、黏滞性，能与皮肤密切接触，促使温热向深部组织传递，并随着温度降低，冷却凝固，体积缩小，施压于皮肤和皮下组织，产生柔和的机械压迫作用，促进组织渗出液的吸收，防止淋巴液和血液渗出，故有消肿止痛作用。

36 肩周炎患者怎样进行蜡敷？

咨询： 我在镇医院理疗室从事理疗工作，前段时间参加乡镇医生实用中医技术培训。授课老师介绍了蜡敷法，说蜡敷治疗调养肩周炎、颈椎病等慢性病的效果不错。我准备开展这项工作，可操作方法还不是太熟练。麻烦您给我介绍一下：肩周炎患者怎样进行蜡敷？

解答： 应用蜡敷法调治肩周炎，首先要选择好石蜡，用隔水加热法将石蜡熔化，之后根据具体情况采用适宜的操作方法。通常每次治疗 30~60 分钟，每日或隔日 1 次。在应用蜡敷调治肩周炎时，要掌握其适应证，严防有蜡敷禁忌证的肩周炎患者进行蜡敷治疗。肩周炎伴有恶性肿瘤、糖尿病、肾功能不全及高热等病症者，禁用蜡敷疗法。敷蜡时要掌握好蜡的温度，不能过热或过冷，要防止烫伤发生，有感觉障碍者不宜进行蜡敷治疗。石蜡为易燃物质，加热时必须隔水加热，注意防火。在治疗过程中应注意观察和询问患者治疗部位皮肤情况，如发现有皮疹、水疱等，应立即停止治疗，并进行相应的处理。

蜡敷法的具体操作方法有多种，但就调治肩周炎来说，常用的有浸蜡法、刷蜡法和蜡盆法。

（1）浸蜡法：将医用石蜡用隔水加热法（外层锅放水，内层锅放蜡）熔化，一般加热到 70~80℃，持续数分钟即可。然后倒入容器中，待其冷却到 55℃ 左右时，用平毛刷浸蜡液，迅速而均匀地在患侧肩部先涂刷一层较薄的石蜡（此层要大于治疗部位），冷凝形成蜡壳后，再将 8~10 层浸透蜡液的纱布敷于蜡层上，用胶布或塑料包好。

（2）刷蜡法：将医用石蜡用隔水加热法熔化，倒入容器中，待其冷却到 55~60℃ 时，用软毛刷蘸取蜡液均匀而快速地刷于患侧肩部，形成 0.5 厘米厚的蜡壳。然后把所剩稍凉的半固体蜡倒在上面呈饼状敷于局部皮肤上，随蜡液逐渐冷却，其机械压迫作用也逐渐增强。

（3）蜡盆法：采用蜡盆法时，将医用石蜡用隔水加热法熔化，倒入铺有塑料胶布的盆中，厚度为 2~3 厘米，大小根据患侧肩部的情况而定，待蜡表面渐冷却凝固后，连同塑料胶布一起翻转贴敷于治疗部位。

37 按摩调治肩周炎有什么作用？

咨询：我今年 52 岁，最近总感觉左侧肩部疼痛不舒服，肩关节的功能活动也受到限制，经检查被诊断为肩周炎，正在进行针灸治疗。我听说按摩调治肩周炎的效果不错，想了解一下按摩的作用，准备在针灸治疗的同时配合按摩调理一下。请问：**按摩调治肩周炎有什么作用？**

解答： 按摩又称推拿，是通过按、压、摩、扳等手法作用于人体体表的特定穴位或部位，给机体一定的良性刺激，以调节机体的生理、病理状态，达到防病治病目的的一种传统治疗手段，也是中医独具特色的治疗方法之一。

按摩调治疾病在我国已有悠久的历史，由于其方法简便，行之有效，适应证广泛，不需要耗费过度的精力，不增加患者的经济负担，也不会产生明显的不良反应，可随时随地来做，老少皆宜，所以深受人们的欢迎。现今，按摩不仅是中医治疗疾病的常用方法，也是现代家庭用以解除疲劳、缓解病痛和保健强身的重要手段，更是一种享受。

按摩疗法是治疗调养肩周炎的重要方法。按摩具有较好的通经络、行气血、舒筋骨、调脏腑、强机体等功效，在轻松舒适的揉按中，可以改善肌肉组织营养，消除疲劳，缓解疼痛，防止肢体僵硬及肌肉萎缩，增加关节活动度，其缓解肩部酸沉疼痛不适、改善肩关节运动功能的功效迅速且显著，所以很多肩周炎患者愿意接受这种治疗。

（1）改善肩部血液循环：通过按摩手法的实施，可促进局部毛细血管扩张，增加血管通透性，加快血流速度，改善局部的血液循环和肩部的血液供应，有利于局部组织的炎症及其代谢产物的吸收，从而使酸沉疼痛不适等症状缓解。同时，按摩还能调整阴阳气血，调节脏腑功能，促进组织器官的新陈代谢，增强机体抗病能力，有利于肩周炎的逐渐康复。

（2）松解局部组织粘连：通过揉、拿、摇、抖、搓、按等手法，能起到活血化瘀、舒筋活络、滑利关节、解痉止痛等作用，解除肩部肌肉痉挛，松解肩部组织粘连，使关节活动受限得以解除，促使恢复肩关节正常运动功能，临床症状相应改善。

（3）缓解肩部疼痛不适：按摩能松解肌肉痉挛，促进局部血液循环，使局部组织温度升高，提高局部组织的痛阈而起到镇痛作用。同时，按摩还能将紧张或痉挛的肌肉充分拉长，从而解除其紧张、痉挛，通过活血祛瘀、舒筋通络、解痉止痛而缓解肩部酸沉疼痛不适等症状。

38 应用按摩疗法调治肩周炎应注意什么？

咨询： 我最近总感觉左侧肩部疼痛不舒服，肩关节的功能活动也受到限制，举手、系腰带都感到困难，经检查被诊断为肩周炎。听说按摩治疗调养肩周炎的效果不错，我准备试一试，还不清楚按摩有哪些注意事项。我要咨询的是：应用按摩疗法调治肩周炎应注意什么？

解答： 按摩是治疗调养肩周炎常用的方法之一。按摩疗法简单易行，轻松舒适，不需耗费过多的精力，不增加患者的经济负担，所以深受肩周炎患者的欢迎。当然，若按摩不当，不仅难以达到应有的治疗保健效果，还会对人体造成伤害。为了获得满意的疗效，避免意外事故发生，在应用按摩疗法调治肩周炎时，还应注意以下几点。

（1）注意按摩的禁忌证：要根据按摩疗法的适应证选择患者，防止有按摩禁忌证者进行按摩治疗。通常情况下，严重内科疾病，如有严重心、脑、肺疾病等，应慎用或禁用按摩疗法；传染病，如病毒性肝炎、结核等，某些感染性疾病，如丹毒、骨髓炎等，禁用按摩疗法；恶性肿瘤、伴有出血倾向的血液病患者也禁用按摩治疗；皮肤病患者、妊娠期妇女等也不宜应用按摩疗法。此外，年老体弱、久病体虚以及过饥过饱、酒醉之后均不宜用按摩疗法。

（2）选择适宜的按摩手法：治疗肩周炎常用的按摩手法有揉、拿、摇、抖、搓、按等，要根据患者的病情、体质等情况，选择与之相适应的手法。操作时手法应力求轻柔和缓，动作宜轻、慢，节律要均匀，保持适宜的用力强度，用力不宜过大，切忌用重力或蛮力。自我按摩应在医生的指导下，在了解注意事项并掌握操作要领后进行。

（3）注意防寒保暖保护肩部：在按摩治疗中要注意保护肩周部，慎用强力牵拉的手法以及超过生理运动范围的手法，以免造成肩部软组织撕裂等。要注意肩周部的保暖，避免受风寒侵袭，寒冷季节按摩时应注意室内温度，以防受凉感冒等。

（4）注意与其他疗法配合：在按摩治疗的同时，还应注意与药物治疗、针灸、理疗、熏洗、拔罐以及运动锻炼等治疗方法配合，以充分发挥综合治疗的优势，提高临床疗效。

39 怎样用通用按摩法调治肩周炎？

咨询：我是个中医爱好者，从网上看到有一种通用按摩法，调治肩周炎的效果不错，能迅速缓解肩部疼痛不适，恢复肩关节正常运动功能。我准备试一试，但具体怎么按摩网上没说。请您给我介绍一下：**怎样用通用按摩法调治肩周炎？**

解答： 通用按摩法是治疗调养肩周炎最基本的按摩方法，分局部松筋、点揉痛点、摇法助动、内收肩关节等10种具体按摩方法，临床中可根据病情的不同选择其中的一种、数种或全部方法进行按摩治疗。通常每日按摩治疗1~2次，坚持应用能疏通经络、活血祛瘀、解痉止痛，恢复肩关节正常的运动功能，其调治肩周炎的效果确实不错，下面是具体按摩方法。

（1）局部松筋：患者取坐位，术者站于患者侧方，用前臂及身体侧方夹住患肢，另一手在肩前、肩上、肩后做广泛、深透的擦法，以达到疏通经络的作用。同时也可配合患侧肩关节的前屈、外展、后伸运动，在肩部做揉法、拿法等。

（2）点揉痛点：术者用拇指点揉、弹拨喙突，肩峰，大、小结节，结间沟，三角肌止点，以及秉风、天宗、肩贞、曲垣、阿是等穴，力度由小到大，以达到分解粘连、活血祛瘀止痛的目的。

（3）摇法助动：术者站在患者健侧后方，做肩关节的摇动，以恢复肩关节的正常运动功能。做摇法时应逐渐加大摇动的范围，使其逐渐接近正常角度。

（4）内收肩关节：术者一手按揉患者的肩部，另一手托患侧肘关节，并逐渐加大肩关节内收角度，使患侧肘关节逐渐达到并且超过人体正中线。此法有助于患肩内收功能的恢复。

（5）外展肩关节：术者站在患者患侧，身体前屈，将患侧上肢置于术者肩上，术者双手置于患肩之上并向下按压，同时术者逐渐抬起上身，使患侧肩关节外展的角度逐渐加大。

（6）提拉肩关节：术者站于患者患侧的侧前方，双手握住患侧腕关节（术者掌心对着自己的面部），逐渐向上拔伸，用以加大前屈和上举的角度。待患者放松后，可瞬间用力向上拔伸

1次。

（7）肩部外旋法：在肩关节处于上举位时，将肩关节外旋，用以恢复肩关节的外旋功能。

（8）后伸内旋法：术者站于患者患侧，一手按揉患肩，另一手握患者腕部向后拔伸，并逐渐接近人体后正中线，然后屈患者肘关节，逐渐将腕关节上提，用以恢复肩关节的后伸和内旋功能。

（9）肩关节抖法：术者站于患者患侧，双手握住患者手指，先使患侧上肢外展，在牵引的情况下，做连续、小幅度、均匀、快速的上下抖动，在抖动过程中可以瞬间加大抖动的幅度3~5次。本法有助于恢复肩关节外展功能。

（10）环揉肩关节：术者两手分别置于患者患肩前后做环旋揉动，也可做搓法，以缓解疼痛，并结束治疗。

40 如何应用分期按摩法调治肩周炎？

咨询： 我今年刚大学毕业到县医院针灸推拿科工作，工作以来接触的绝大多数是肩周炎、颈椎病、腰腿痛患者。我听县中医院针灸推拿科老师讲有一种分期按摩法，调治肩周炎的效果不错，也想开展这项工作，但还不熟悉操作方法。请问：**如何应用分期按摩法调治肩周炎？**

解答： 分期按摩法是根据肩周炎患者疼痛期、冻结期、恢复期三期各不相同的临床表现和发病机制，分别采取相应按摩措施的按摩疗法。此法针对性较强，疗效也较好，通常每日按摩 1~2 次，按摩的时间可灵活掌握。下面是其具体按摩方法。

（1）疼痛期：疼痛期肩部疼痛剧烈，肌肉紧张、痉挛，按摩治疗的目的是解除痉挛，促进血液循环，加速新陈代谢，促使炎症吸收。宜以松筋活血、疏通经络、摇动关节为基本治疗方法。其具体按摩方法如下。

①松筋活血：患者取坐位，患臂自然下垂，放松。术者站于患者患侧，用拇指推，掌根揉，五指捏、㨰等手法，沿肩部各肌群走向进行按摩。手法由轻渐重，自浅及深，反复多次，时间为 5~10 分钟。

②疏通经络：在合谷、曲池、肩髃、肩髎、肩贞、天宗、曲垣、阿是等穴处进行点按，以产生酸麻胀感为度。

③摇动关节：术者一手放于患者患肩做肩部的揉捏等手法，另一手握患侧腕部，做肩关节的前屈、内收、外展、后伸、旋转等各个方向的动作。完毕，双手夹住患肩、上肢，自上而下用搓法反复搓动 2~3 分钟。

（2）冻结期：冻结期肩关节周围的无菌性炎症水肿、渗出已有所减轻，肩周部疼痛也有所缓解，但肩关节周围软组织粘连较重，肩关节活动受限尤为突出。按摩以解除粘连、滑利关节、恢复肩关节运动功能为主，舒筋活血、疏通经络、弹拨筋络、摇动关节、对抗牵引、外展外旋等为主要治法，可采用扳、拉、拨、摇等被动手法，手法强度宜大，但必须由轻到重、刚柔相济，切忌粗暴牵拉，以免引起肩关节周围的撕裂伤。

①舒筋活血：在肩关节周围用搓法、㨰法、指揉法等进行按摩治疗，以放松肌肉，缓解除肌肉紧张痉挛，时间为 3~5 分钟。

②疏通经络：用手指点按肩周的肩髎、肩髃、天宗、曲垣、阿是及上肢的曲池、合谷等穴，以疏通经络、畅通气血，以局部产生酸麻胀感为度。

③弹拨筋络：强拨肌肉，松解其粘连，重点在肩的前内侧和外侧。患者取坐位，术者用指尖端垂直紧贴肱二头肌长头肌腱，在肱骨结节间沟内，沿肌腱走行方向横向弹拨，大结节处沿冈上肌、冈下肌、小圆肌的走向进行弹拨，由于此处被三角肌覆盖，手法要深透有力。然后再提拿弹拨胸大肌、胸小肌、喙肱肌、肱二头肌短头等，并将上述各肌向喙突方向推按，以松解其粘连、紧张。

④摇动关节：患者取坐位，患肢伸直放松，术者站于患者患侧，以一手按住患侧肩上方固定，另一手握住患肢腕部，在胸前、侧方、后外方分别做顺时针和逆时针方向的摇动（首先对肩关节各个方向的最大活动范围简单测试一下，做到心中有数）。本法要刚柔相济，避免盲目粗暴操作。

⑤对抗牵引：患者取坐位，术者一前臂托在患者患肩的腋下，另一手握住患肢手腕，分别做上下对抗牵引。

⑥托臂摸肩：患者取坐位，术者站在患者身后，一手托住患肢肘部，令患侧的手摸对侧肩，另一手放在患肩后方，双手同时用力振动，幅度由小到大。

⑦摸枕旋肩：患者取坐位，术者站于患者身后，患者双手在枕后相握，术者双手分别托住患者双肘，双手用力向后、向外做振动性托动牵拉，幅度由小到大，以不引起剧烈疼痛为原则。

⑧外展外旋：术者一手按住患者患肩，避免患者耸肩，另一手握住患侧手腕，缓缓地外展外旋，当外展到一定高度时，

保持于外展外旋位，前后摆动患臂数次。

⑨内旋后伸：术者将患者患臂内旋，并后伸向背后，肘关节屈曲，拇指向上，将患肩在背后上抬到能耐受的高度，然后术者用拇指点按肩前、肩后各痛点，并用掌根自上而下推揉肩部。

⑩外旋上举：术者一手固定患者患肩，另一手握住患者的前臂，将上肢外旋上举，使上肢抬高到最高限度。

最后在肩周、上臂用擦法、搓法、揉法疏通筋肉，结束治疗。

（3）恢复期：恢复期肩部疼痛明显减轻，肩关节功能活动有所改善，可选用擦、揉、拿、搓、推、扳、拉、拨、摇等粘连期的治疗手法，在肩关节周围进行按摩治疗，但手法可适当重些，活动幅度可适当大些，时间也可长些。

41 如何应用推拿揉压肩部法调治肩周炎？

咨询：我患有肩周炎，不仅左侧肩部疼痛，肩关节的功能活动也受到限制，刷牙、举手都感到困难。我从电视上看到有一种推拿揉压肩部法调治肩周炎的效果不错，想进一步了解一下，准备找按摩师按摩一个疗程。请问：**如何应用推拿揉压肩部法调治肩周炎？**

解答：推拿揉压肩部法分掌摩患肩、掌揉患肩、指揉穴位等 15 种具体按摩方法，具有疏通经络、活血祛瘀、解痉止痛、恢复肩关节运动功能等功效，治疗调养肩周炎有较好的疗效，临床可根据病情的不同选择其中的一种、数种或全部方法进行按摩治疗。通常每日按摩 1 次，宜坚持应用，以取得满意的疗效。

（1）掌摩患肩：患者取坐位，术者站于患者患侧，一手托住患侧肘部，将上臂外展，其幅度视病情而定，另一手手掌在患肩频频摩动，用力均匀、轻重适宜，持续治疗数分钟。

（2）掌揉患肩：患者取坐位，术者以手掌根或掌面附着于患肩，不停地揉动。手掌可以固定在一处，也可以慢慢移动揉压，其要求是手掌紧贴肌肤，压而不重。

（3）指揉穴位：患者取坐位，术者用大拇指、中指、食指点揉肩部的肩髃、肩井、肩贞、大椎、肩髎、天宗、阿是及上肢的曲池、合谷等穴，每穴点揉数十次。

（4）双手搓肩：患者取坐位，术者以两个手掌平压在患者患肩上，自上而下地来回搓动，持续治疗数十次。

（5）内旋上臂：患者取健侧卧位，术者将一手置于患者患肩肩井穴或疼痛部位，将肌筋捏紧提起，使患者有酸胀舒适的感觉。数分钟后，在继续治疗的基础上，术者以另一手握住患者患侧上臂，使其成外展 90° 的位置，在此位置上做上臂内旋动作。治疗时双手要协调，动作柔和缓慢，以持续数分钟为宜。

（6）旋臂揉拨：患者取坐位，患肢屈肘并外展肱骨约 90°，术者站立于患者患侧，以一手拇指在患肩部用指揉法（拇指在患肩疼痛部位来回揉动）、指拨法（拇指在患肩一定部位左右分拨）、指按法（拇指在患肩穴位上按压）、指推法（拇指指腹或偏锋附着于患肩向一定方向推动，用力均匀、轻重适度，其余四指微屈起固定作用）治疗，另一手握住患侧上臂的远端做内外旋转运动，其幅度由小到大，缓慢进行，操作10~30次。

（7）摇动患肩：患者取坐位，术者一手握住患者患侧手腕，缓缓做大幅度环转摇动，另一手以手掌从患侧前臂至肩部做掌摩治疗，持续数分钟。

（8）搓揉患肩：患者取坐位，术者站立于患者患侧，以一手握住患侧的上臂或托住肘部，使之与躯干成70°~90°，另一手以搓掌法、掌揉法、指揉法治疗患肩部，持续十余分钟。

（9）屈肘转肩：患者取坐位，术者站立于患者患侧的侧面，面对患者的背部，令患者屈曲患侧肘部，术者以双手分别扶患者的肘部和背部，使患者做肩臂的被动环转运动。动作要求缓慢柔和，每分钟8圈，持续10分钟左右。

（10）腋部拿捏：患者取坐位，术者站立于患者患侧，双手分别在患侧的腋前和腋后以拿捏法治疗，或一手拿捏，另一手使患侧上肢做旋转及外展动作。此法适用于粘连较重或患病时间较长的肩周炎患者。

（11）抖动患肩：患者取坐位，术者站立于患者患侧略向前方，双手握住患侧的腕部，使其腕背朝上，稍屈其肘，患者上肢与躯干的夹角一般不超过45°。术者双手同时用力，上下抖动患侧上肢，使患者患侧的肩关节快速抖动，其频率为每分钟150次左右，持续抖动数分钟。

（12）旋肩掌揉：患者取仰卧位，术者站立于患者患侧，以一手用掌揉法治疗患肩的前面，另一手握住患侧的上臂，做缓慢旋转上臂的动作，持续数分钟。治疗手法需柔和，双手动作应协调。

（13）旋转拿肩：患者取坐位，术者站立于患者背后，以一手用拿捏法治疗患侧肩部，同时以另一手握住患者患侧的肘部或上臂的远端，做上臂被动旋转及外展动作，持续数分钟。被动动作需缓慢，幅度应由小到大，双手协调进行。

（14）捶击患肩：患者取坐位，术者站立于患者患侧背后，以双拳捶击患肩。要求击打动作有节奏，速度适中有快慢，蓄劲收提要用力，动作轻巧有反弹。

（15）外旋掌揉：患者取仰卧位，术者站立于患者患侧，以一手用掌揉法治疗患肩的前面，另一手握患侧上臂的远端，做缓慢柔和的小幅度外旋肱骨的动作，并逐渐增大肩部的活动幅度。

42 怎样应用五步自我按摩法调治肩周炎？

咨询：我今年50岁，最近总感觉右侧肩部疼痛不舒服，肩关节的功能活动也受到限制，经检查被诊断为肩周炎。听说有一种五步自我按摩法，治疗调养肩周炎的效果不错，我准备试一试，还不清楚具体按摩的方法。请您给我讲一讲：**怎样用五步自我按摩法调治肩周炎？**

解答：五步自我按摩法适用于肩关节活动障碍仅累及一侧的肩周炎患者，此法是用健侧上肢对患侧进行自我按摩。通过按摩，可达到消除肩部酸沉疼痛不适等症状，改善肩关节运动功能的目的。通常每日按摩1次，坚持治疗半个月以上，会有较好的疗效。

治疗时先对患侧肩关节进行局部热水浴，浴后及时擦干身体，进行自我按摩，若有必要还可在按摩前进行适当的运动锻炼。在按摩时应注意有意识地重点按摩肩髃、肩井、肩贞、大椎、肩髎、天宗、曲垣、肩外俞、肩中俞、秉风等肩部局部穴位。下面是五步自我按摩法的具体按摩步骤和方法。

第一步：用健侧的拇指或手掌自上而下按揉患侧肩关节的前部及外侧，时间为 2~3 分钟，在穴位和痛点处可以用拇指点按片刻。

第二步：用健侧手的第 2~4 指的指腹按揉肩关节后部的各个部位，时间为 2~3 分钟，按揉过程中对穴位和发现的局部痛点用手指点按片刻。

第三步：用健侧拇指及其余手指的联合动作揉捏患侧上肢的上臂肌肉，由下至上揉捏至肩部，对穴位处有重点地进行揉捏，时间为 2~3 分钟。

第四步：在患肩外展等功能位的情况下，用上述方法进行按摩，一边按摩一边进行肩关节各方向的活动。

第五步：用手掌自上而下地掌揉肩部及上肢 2~3 分钟，对于肩后部按摩不到的部位，可用轻拍法进行治疗，时间为 1~2 分钟。

43 怎样应用三步自我按摩法调治肩周炎?

咨询: 我患有肩周炎,不仅左侧肩部疼痛不舒服,肩关节的功能活动也受到限制,刷牙、穿衣服都感到困难,正在服药治疗。我听说有一种三步自我按摩法,治疗调养肩周炎的效果不错,也准备采用这种按摩方法试一试。请您告诉我:**怎样应用三步自我按摩法调治肩周炎?**

解答: 三步自我按摩法以舒筋活血、通络止痛、改善肩关节运动功能为原则,通过揉、拿肩部和点揉肩部的穴位,配合运动肩关节,达到调治肩周炎的目的。通常每日按摩 1~2 次,每次按摩 10~20 分钟。

三步自我按摩法分揉拿肩部及上肢、点揉诸穴和运动关节三步进行治疗,下面是具体按摩方法。

(1)揉拿肩部及上肢:用拇指与其余四指分别揉拿肩关节的前侧、外侧和后侧,揉拿时力量应深沉、柔和,范围要广泛,揉拿的方向应从上向下。本法可放松上肢肌肉,活血止痛。

(2)点揉诸穴:用拇指或食、中二指端依次点揉肩髃、肩井、肩贞、肩外俞、肩中俞、秉风、大椎、肩髎、天宗、曲垣等肩部的穴位以及上肢的曲池、手五里、合谷穴。点穴时应使局部有酸胀、麻木感。点揉穴位具有调节脏腑功能、通经活络止痛的作用。

（3）运动关节：将肩关节、肘关节、腕关节充分地运动。肩关节可做屈伸、旋转、摇动，摇动肩关节的方法是先立正站好，右脚向前跨出一步，右手叉腰，摇动左侧肩关节，然后立正还原，再左脚向前跨出一步，左手叉腰，摇动右侧肩关节，通常每侧摇动20圈。肘关节可以做屈伸运动，腕关节可做屈伸、摇动。在运动关节时要注意各关节的运动要充分，幅度尽量大些，速度可快可慢。本法可增加上肢关节的活动范围，防治关节僵硬、运动受限。

44 怎样应用肩部指压按摩法调治肩周炎？

咨询： 我们单位的孙主任前些年曾患肩周炎，听他说是用肩部指压按摩法调理好的。我最近总感觉左侧肩部疼痛不舒服，今天到医院就诊，经检查被诊断为肩周炎，也准备用肩部指压按摩法治疗，想先了解一下。我要咨询的是：**怎样应用肩部指压按摩法调治肩周炎？**

解答： 肩部指压按摩法以手指按压施术于肩周炎患侧肩部，其方法简单易行，按压过程轻松舒适，是肩周炎患者乐于接受的调治方法，适宜于病情较轻的肩周炎患者。若能坚持应用，其效果良好。

肩部指压按摩法分按压阿是穴、局部按压、系列按压以及对应点按压，具体操作方法如下。

（1）按压阿是穴：用手指自患侧颈部向肩峰处按压，找到压痛点后，对压痛点施掐法按揉，时间为 2~3 分钟。

（2）局部按压：在压痛点按揉完毕后，对压痛区域进行整体按揉，时间为 5~10 分钟。

（3）系列按压：首先按揉大椎穴和颈部，然后按揉肩井、肩髎、天宗、肩髃、曲池、内关、合谷穴，最后对上肢内、外侧进行全面按揉。时间为 5~10 分钟。

（4）对应点按压：用拇指按压、揉捏无名指根部，此处是肩关节在手上的反应位置。按压之后要进行肩关节功能锻炼，其方法是术者将一手放在患者患肩上，另一手握住患侧前臂，协助其肩部做前屈、后伸、外展及旋转活动。如果患肩出现酸胀、牵拉和微痛感说明功能锻炼达到了预期的目的。

在每次按压结束后，应举起手臂活动一下肩关节，因为治疗肩周炎的关键在于不断地活动肩关节。

45 如何应用摩肩点穴运肩松肩法调治肩周炎？

咨询： 我最近总感觉右侧肩部疼痛不舒服，经检查被诊断为肩周炎。听说摩肩点穴运肩松肩法能调治肩周炎，缓解肩周炎引起的肩部疼痛不舒服，恢复肩关节正常运动功能，我准备用这种方法调理一下。麻烦您给我介绍一下：如何应用摩肩点穴运肩松肩法调治肩周炎？

解答： 摩肩点穴运肩松肩法选择压痛点及颈、肩、胸、背部和上肢进行按摩，具有疏通经络、活血祛瘀、解痉止痛、改善肩关节运动功能等作用。虽然方法简单，但治疗调养肩周炎的功效显著。通常每次按摩 15~20 分钟，隔日治疗 1 次，15次为 1 个疗程。下面是其具体按摩方法。

（1）摩肩：患者取坐位，肩自然下垂，术者站立于患者肩后侧，用双掌对颈、肩、背、胸部组织进行大面积按、摩、揉、捏。

（2）点穴：术者一手扶住患者，另一手拇指在压痛点部位进行点、拨、理筋数次，然后让患者活动患肩，在最疼痛的位置保持不动。继而术者一手加以固定，另一手拇指在压痛点位置再一次点、拨、理筋，并按揉肩髃、肩贞、肩髎、肩井、天宗穴。

（3）运肩：术者一手固定患肩，另一手握同侧肘部，做肩关节各方向的被动性运动。做被动运动时，其运动速度和范围应由小到大，切忌粗暴动作。

（4）松肩：对颈、肩、胸、背部进行大面积按、摩、揉、拍，随即对压痛点再进行点按。

46 怎样应用按揉托肘牵腕结合法调治肩周炎？

咨询： 我最近总感觉左侧肩部疼痛不舒服，肩关节的功能活动也受到限制，经检查被诊断为肩周炎，正在服用中成药愈风丸治疗。今天我路过一按摩调理中心，听店员介绍说按揉托肘牵腕结合法调治肩周炎的效果很好。我想知道：怎样应用按揉托肘牵腕结合法调治肩周炎？

解答： 按揉托肘牵腕结合法集揉搓肩部、按揉散结、托肘拨筋、牵腕理筋于一体，具有活血祛瘀、疏通经络、解痉止痛、恢复肩关节功能等作用，其调治肩周炎的效果确实很好。

按揉托肘牵腕结合法分四步进行按摩，操作时用力宜轻柔和缓，切忌强力施术，在四步施术完毕后，在患肩再施以掌根揉法作为结束。通常每个动作重复3~5遍，整套动作约15分钟完成，每日治疗1次，15次为1个疗程。

（1）揉搓肩部：患者取坐位，术者用拇指、中指、食指点揉肩部的大椎、肩井、肩髎、天宗、肩髃、肩贞、阿是穴及上肢的曲池、合谷穴，每穴点揉数十次。之后术者用两个手掌夹压在患者患肩上，自上而下地来回搓动，持续治疗数十次。

（2）按揉散结：患者取坐位，术者在患者患肩的硬结穴（即阿是穴）处施以拇指按揉法，其用力由轻到重，以患者能耐受为度。"硬结穴"位于患肩后部相当于小圆肌处，可触及一结节或条索，按之患者呼痛，且疼痛向肩前、肩后、肘部和手部放射，所按部位即为"硬结穴"。

（3）托肘拨筋：患者取坐位，术者用单手托住患肘，使肩前屈或上举至最大限度，称之为托肘，另一只手的拇指在"硬结穴"上弹拨。双手动作协调配合，一边缓缓托肘上举，一边弹拨"硬结穴"，逐渐增加患臂上举的活动范围。

（4）牵腕理筋：患者取坐位，术者一手在"硬结穴"上施以搓法，沿小圆肌走行方向搓动，称之为理筋，另一手握住患肘，使患肩做后伸、内收、内旋等复合摸棘动作。双手共同有节奏地操作，边搓动边向上轻轻提拉患肘，以增加其活动度。

47 怎样应用背部按摩活血法调治肩周炎？

咨询：我是个中医爱好者，喜欢用按摩调理身体不舒服。我们村里老冯患有肩周炎，想让我用按摩的方法给他调理一下。我看到报纸上介绍了背部按摩活血法调治肩周炎，我准备采用这一按摩方法。请问：**怎样应用背部按摩活血法调治肩周炎？**

解答：这里首先告诉您，背部按摩活血法调治肩周炎的效果很好。背部按摩活血法以舒筋活血、温经通络为基本原则，通过对肩背部的按摩，使局部肌肉组织放松，气血通畅，缓解或消除肩周炎患者肩背部酸沉疼痛不适等症状。

用背部按摩活血法调治肩周炎，通常每日按摩1~2次，2周为1个疗程。在应用背部按摩活血法调治肩周炎时，可按以下顺序进行。

（1）轻轻揉推肩背：患者取坐位，术者站于患者患侧，一手轻扶患者头顶部，另一手用轻揉法、一指禅推法、擦法在肩背部治疗5分钟，使紧张的肌肉逐渐放松。

（2）揉捏点按肩背：患者仍取坐位，术者站于患者患侧，点按肩部之大椎、肩井、秉风、天宗等穴3分钟后，揉捏疼痛的肩背部，再按肌纤维走行方向理顺约5分钟。

（3）重按弹拨肩背：患者仍取坐位，术者站于患者患侧，一手扶患者头部，另一手用较重的按压、弹拨、拿法在肩背部治疗。然后再找出压痛点，在其上用拇指做连续性滑动按压，按压时往往疼痛加剧，需嘱患者坚持，按压以后患处即感到轻松。

（4）轻㨰按揉肩背：患者仍取坐位，术者站于患者患侧，用㨰法、按揉法等轻柔的手法施治于患者肩背部5分钟，结束治疗。

48 如何应用背部按摩六法调治肩周炎？

咨询： 我在乡医院理疗室从事理疗工作，上个月参加乡镇医生实用中医技术培训。授课老师介绍了调治肩周炎的六种背部按摩方法。我准备用这些按摩方法调理肩周炎，但操作方法还是不太熟练，想进一步了解一下。请问：如何应用背部按摩六法调治肩周炎？

解答： 肩背部酸沉疼痛不适是肩周炎患者最主要的症状，坚持背部按摩，能有效缓解肩周炎患者之肩背部疼痛。适宜于肩周炎患者背部按摩的方法较多，但就临床来看，以按揉法旋转施压、弹拨法纵向弹拨、叩击法连续叩击、拿捏法捏拿提起、㨰掌法连续㨰按、推摆法节律摆动的背部按摩六法最为常用，临床可根据肩周炎患者病情的不同，选择一种或多种方法进行按摩治疗。通常每日按摩1~2次，坚持应用多有良效。背部按摩六法各有特点，其操作要点如下。

（1）按揉法：按揉法具有放松肌肉、松解粘连的作用。操作时，术者先用拇指指腹部、肘尖部或手掌根部，在患侧肩背疼痛明显处用按揉法环形旋转施压，且逐渐用力（拇指按揉法适用于肌肉起止点处或痛点较为表浅处，肘尖按揉法多用于肌肉丰满部位或痛点较深部位），治疗2~3分钟。之后用拇指指腹部分别按揉肩背部秉风、臑俞、天宗、曲垣、肩贞、肩外俞穴，时间为3~5分钟。

（2）弹拨法：弹拨法具有松解粘连、解除肌肉痉挛的作用。操作时，术者用拇指指尖或食、中指的指端，在患者肩背部痛点周围的肌肉或肌腱上做纵向弹拨，直到患者有较强的酸胀感且能耐受为止。

（3）叩击法：叩击法具有放松背部肌肉的作用。操作时，术者用类似于"捶背"的手法，双手握拳，依次由肩背顺序而下，连续叩击至腰部，如此反复进行，时间为2~3分钟。

（4）拿捏法：拿捏法具有解除肌肉痉挛、通络止痛的作用。操作时，术者的拇指、食指、中指和无名指共同形成钳形，用力将背部肌肉或肌腱反复捏拿提起。可持续捏拿30~60秒，亦可一拿一放，反复多次。

（5）搓掌法：搓掌法具有放松肌肉及软组织、改善局部血液循环、松解粘连等作用。操作时，术者用小指侧掌背、小指及无名指根部以一定压力附着于肩背部治疗部位上，做连续搓按动作，频率以每分钟120~180次为宜，可持续2~3分钟。

（6）推摆法：推摆法具有解除肌肉痉挛、祛风散寒等作用。操作时术者用拇指指腹、指锋或偏锋附着于肩背部治疗部位或穴位上，腕部和指间关节来回做有节律地摆动。摆动频率为每分钟100~200次，可用左、右手轮流操作或双手同时操作。

49 如何应用足反射区按摩法 调治肩周炎?

咨询: 我今年48岁,最近总感觉右侧肩部疼痛不舒服。医生检查后说是肩周炎。我听说不吃药,也不打针,运用足反射区按摩法就能调治肩周炎,准备采用这种方法自我按摩一段时间,但还不清楚具体按摩方法。请您给我讲一讲:如何应用足反射区按摩法调治肩周炎?

解答: 足部分布着大量的神经血管,有人体第二心脏之称,足也是人体的全息缩影。所谓"足反射区",是指足部具有与人体各部位相对应的区域,这些反射区分布于足底、足内侧、足外侧、足背。足反射区按摩法就是借助按摩手法对足部有关反射区进行刺激,以达到防病治病目的的一种独特治疗方法。足反射区按摩法以其绿色保健的神奇功效逐渐受到人们的青睐。

肩周炎患者通过适当的手法按摩足反射区,可减轻或消除肩部酸沉疼痛不适等症状,改善肩关节的运动功能,对促进肩周炎患者顺利康复大有好处。通常每日或隔日按摩1次,每次按摩20~30分钟,2周为1个疗程。

应用足反射区调治肩周炎常取的反射区有肾、膀胱、输尿管、肩、肘、颈椎、胸椎、甲状旁腺、淋巴腺等。"肾"位于脚掌第一跖骨与趾骨关节所形成的"人"字形交叉后方中央凹陷处;"膀胱"位于足内踝前下方,脚掌内侧舟骨下方,拇展肌侧旁；"输尿管"位于肾与膀胱之间呈弧线状的区域；"肩"位于脚掌外侧第五跖趾关节处；"肘"位于脚掌外侧第五跖骨粗隆与骰骨之间的关节凸起的两侧；"颈椎"位于拇趾根部内侧横纹尽头处；"胸椎"在足弓内侧缘跖骨下方从跖趾关节直到楔骨关节止；"甲状旁腺"位于脚掌内缘第一跖趾关节前方凹陷处；"淋巴腺（上身部分）"位于足外踝前，由距骨、舟骨构成的凹陷部位。

　　运用足反射区按摩治疗肩周炎可自我按摩，也可让家属帮忙按摩，自我按摩取坐位，家属按摩则可以取坐位或舒适地躺下。操作时用拇指点按、按揉、推揉等手法按摩患侧足底上述反射区，或以患侧足底为重点，同时按摩对侧足底相应的反射区。具体操作顺序为从"肾"开始，以"肾→输尿管→膀胱"顺序按摩3个反射区，重复3遍。然后以"肩→肘→颈椎→胸椎→甲状旁腺→淋巴腺"顺序按摩各反射区。接下来重点按摩"肩"点。最后再以"肾→输尿管→膀胱"顺序按摩3个反射区3遍，结束治疗。每次按摩时，开始要轻刺激，治疗中间要强刺激，按摩结束前要用轻刺激，随着治疗的深入，患者耐受力的提高，治疗的刺激量要逐渐加大。

50 如何应用按摩与功能锻炼结合法调治肩周炎？

咨询： 我最近总感觉左侧肩部疼痛不舒服，肩关节的功能活动也受到限制，刷牙、穿衣服都感到困难，经检查被诊断为肩周炎。听说按摩与功能锻炼结合法调治肩周炎的效果不错，我准备采用这种方法调治。我要咨询的是：如何应用按摩与功能锻炼结合法调治肩周炎？

解答： 按摩与功能锻炼结合法分局部治疗、穴位治疗和功能锻炼三步，具有活血祛瘀、疏通经络、解痉止痛、改善肩关节运动功能等作用，调治肩周炎有肯定的疗效。用按摩与功能锻炼结合法调治肩周炎，通常每日按摩治疗1~2次，若能与针灸、药物、理疗等治疗方法配合，其疗效更好。具体操作方法如下。

（1）局部治疗：患者取健侧卧位，术者坐于一侧，先于患者患侧上臂、肩及肩背腋后部肌肉群施擦法3~5分钟，再用手掌自上而下地掌揉肩部及上肢2~3分钟。

（2）穴位治疗：按揉肩部之肩髃、肩贞、肩髎、天宗以及上肢之合谷、曲池、手五里穴各1分钟，再按揉肩部阿是穴至酸胀为止，提拿肩井穴5~10次。

（3）功能锻炼：以上治疗结束后，患者向前向后活动肩各10次，抖动肩关节并做前伸、上举、后伸活动5分钟。

第三章
自我调养肩周炎

俗话说，疾病三分治疗，七分调养。这足以说明自我调养在疾病治疗中的重要性。如何选择适合自己的调养手段，是肩周炎患者十分关心的问题。本章详细解答了肩周炎患者在自我调养的过程中经常遇到的问题，以便在正确治疗的同时，恰当选择调养手段。只有这样做，才能消除肩周炎引起的肩部疼痛等诸多不适，保证身体健康。

01 适合肩周炎患者食用的药粥有哪些？

咨询： 我今年54岁，最近总感觉左侧肩部疼痛不舒服，经检查被诊断为肩周炎，正在进行针灸治疗。听说经常喝些药粥有助于肩周炎的治疗和康复，正好我喜欢喝粥，想用药粥调养一段时间，还不知道药粥配方。我要问的是：适合肩周炎患者服食的药粥有哪些？

解答： 喜欢喝粥是个好习惯，适合肩周炎患者服食的药粥有很多，下面给您介绍一些简单易行者，供您选用。

（1）三七粥

原料：三七粉9克，大米100克，白糖适量。

制作：先将大米淘洗干净，放入锅中，加入清水适量，文火煮粥，煮至米烂汤稠时，调入三七粉及白糖，再稍煮片刻即可。

用法：每日2次，分早、晚温热服食。

功效：活血化瘀止痛。

适应证：肩周炎。

（2）葛根红枣粥

原料：葛根20克，红枣10枚，大米100克。

制作：将葛根洗净，切成碎粒，与淘洗干净的大米、红枣一同放入锅中，加入清水适量，武火煮沸后，改用文火慢煮至米熟粥成即可。

用法：每日2次，分早、晚温热服食。

功效：补气养血，解肌通络。

适应证：肩周炎。

（3）黄芪薏仁粥

原料：黄芪60克，忍冬藤30克，薏苡仁粉120克。

制作：将黄芪、忍冬藤一同放入砂锅中，加入清水适量，煎取汁液约500毫升，之后再把药汁与薏苡仁粉共煮成粥。

用法：每日2次，早晚服食。

功效：益气健脾，通络胜湿止痛。

适应证：肩周炎。

（4）川芎山楂粥

原料：川芎10克，生山楂30克，大米100克，冰糖适量。

制作：先将川芎、生山楂洗净，放入锅中，加入清水适量，水煎，去渣取汁，之后把药汁与大米一同煮粥，待粥熟时加入冰糖，调匀即成。

用法：每日2次，早晚服食。

功效：活血化瘀，通络止痛。

适应证：气滞血瘀型肩周炎。

（5）豆豉羌活粥

原料：豆豉10克，羌活12克，大米100克，红糖适量。

制作：先将洗净的豆豉、羌活放入砂锅中，水煎去渣取汁，之后把药汁与大米一同用文火煮粥，待粥熟时加入红糖，再煮沸即可。

用法：每日1~2次，温热服食。

功效：祛风通络止痛。

适应证：风寒型、痰湿型肩周炎。

（6）桃仁萝卜粥

原料：桃仁 10 克，萝卜 100 克，大米 50 克，白糖适量。

制作：将桃仁洗净、去皮尖，研为桃仁泥。之后与洗净切碎的萝卜、淘洗干净的大米一同放入锅中，加入清水适量，同煮为稀粥，待米熟粥成，调入白糖即成。

用法：每日 1 次，早餐服食。

功效：化痰，祛瘀，和胃。

适应证：痰湿型肩周炎。

（7）白芍桃仁粥

原料：白芍 20 克，桃仁 15 克，大米 60 克。

制作：先将白芍水煎去渣取汁，再把桃仁去皮尖、捣烂如泥，之后把药汁、桃仁泥和淘洗干净的大米一同放入锅中，再加入清水适量，武火煮沸后，改用文火继续煮至米熟粥成即可。

用法：每日 2 次，早晚服食。

功效：养血化瘀，通络止痛。

适应证：瘀血阻络型肩周炎。

（8）黄芪大枣粥

原料：黄芪 30 克，大枣 6 枚，大米 50 克，白糖适量。

制作：先将黄芪水煎去渣取汁，之后把药汁与洗净去核的大枣、淘洗干净的大米一同放入锅中，加入清水适量，同煮为稀粥，待米熟粥成，调入白糖即成。

用法：每日 1 剂，早餐服食。

功效：益气养血补虚。

适应证：气血虚弱型肩周炎。

（9）葛根薤白参蛋粥

原料：葛根 30 克，薤白 12 克，党参 15 克，鸡蛋（去黄）

1个，小米50克。

制作：先将葛根、党参洗净切碎，放入砂锅中，加入清水适量，文火煎汤，然后放入小米煮粥，待粥将成时放入鸡蛋、薤白，继续煮至米熟粥成即可。

用法：每日2次，早晚服食。

功效：益气通阳，化痰祛风。

适应证：痰湿阻络型肩周炎。

（10）薏仁葛根石膏粥

原料：薏苡仁、葛根、生石膏（打碎）各30克，大米60克。

制作：将薏苡仁、葛根、生石膏水煎去渣取汁，之后把药汁与淘洗干净的大米一同放入锅中，再加入清水适量，武火煮沸后，改用文火继续煮至米熟粥成即可。

用法：每日1剂，早晚服食。

功效：清热，利湿，通痹。

适应证：湿热阻络型肩周炎。

02 适合肩周炎患者食用的菜肴有哪些？

咨询：我患有肩周炎，正在外贴肩痹膏治疗。我自从患病后，每日的饮食都十分小心，生怕饮食不当会对疾病的治疗康复不利。听说可以用菜肴类食疗方调养肩周炎，我准备试一试，但不知道具体配方。请您给我讲一讲：适合肩周炎患者食用的菜肴有哪些？

解答： 适合肩周炎患者食用的菜肴有很多，下面给您介绍几则常用者，供您选用，希望对调剂您的饮食和调养肩周炎有所帮助。

（1）天麻炖猪脑

原料：天麻 10 克，猪脑 1 个，食盐适量。

制作：将天麻洗净，浸软切片，与猪脑一同放入锅中，加入清水适量，武火煮沸后，改用文火慢炖 40 分钟，用食盐调味即可。

用法：食猪脑并饮汤。

功效：祛风止痛，滋养通脉。

适应证：肩周炎。

（2）黄芪炖蛇肉

原料：黄芪 60 克，南蛇肉 200 克，生姜片 3 片，香油、食盐、葱段、味精、酱油、胡椒粉各适量。

制作：将蛇肉洗净，切成小块，与黄芪、生姜、葱段、胡椒粉、酱油共炖汤，待肉熟汤成，加味精、香油、食盐调味即可。

用法：吃肉，喝汤。

功效：益气活血通络。

适应证：肩周炎。

（3）党参蒸鳝鱼

原料：鳝鱼 1 条（约 500 克），党参 12 克，当归 9 克，熟火腿 100 克，清鸡汤、葱丝、生姜丝、胡椒粉、料酒、食盐、味精各适量。

制作：将党参、当归洗净浸润后，切片备用。将鳝鱼剖杀除去内脏，用清水洗去血污，再用开水稍烫一下捞出，刮去黏液，剁去头尾，并把鳝鱼肉剁成小段。锅中注入适量清水，放入一半的葱丝、生姜丝、料酒，烧沸后，把鳝鱼段入锅内烫一下捞出，装入汤盆中，再放入切成片状的火腿以及党参、当归、葱丝、生姜丝、胡椒粉、料酒、食盐，灌入清鸡汤，盖好盖，上笼蒸约1小时，加味精调味即成。

用法：佐餐食用。

功效：补气养血，强健筋骨，活血通络。

适应证：肩周炎，气血虚弱型患者尤为适宜。

（4）鲤鱼山楂蛋

原料：鲤鱼1条（约500克），山楂片30克，鸡蛋1个，面粉、料酒、葱段、生姜片、食盐、植物油、白糖各适量。

制作：将鲤鱼去鳞、鳃及内脏，洗净切块，加入料酒、食盐渍15分钟。将面粉中加入适量清水和白糖，打入鸡蛋搅拌成糊。然后把鱼块放入面糊中浸透，取出后蘸上干面粉，再下入爆过生姜片的热油锅中翻炸3分钟捞起。山楂片加入少量清水，上火煮溶，入调料及少量干面粉，制成芡汁，倒入炸好的鱼块，煮15分钟，撒上葱段即成。

用法：佐餐食用。

功效：补气养血，活血化瘀。

适应证：气血虚弱型、气滞血瘀型肩周炎。

（5）辣椒炖土鸡

原料：尖辣椒30克，羌活15克，土鸡肉500克，葱段、生姜片、料酒、酱油、白糖、食盐、胡椒粉各适量。

制作：将尖辣椒洗净切碎，土鸡肉洗净切成小块，把辣椒、鸡肉块一同放入锅中，加入葱段、羌活、生姜片、料酒、白糖、酱油、胡椒粉及适量清水，武火煮沸后，改用文火将鸡肉炖至

181 ◇

八成熟，再放入食盐，继续炖至鸡肉熟烂即成。

用法：佐餐当菜食用。

功效：祛风散寒，养血通络。

适应证：风寒型肩周炎。

（6）黄芪炖鳝鱼

原料：黄芪50克，鳝鱼肉150克，葱段、生姜片、植物油、食盐、酱油、食醋各适量。

制作：先将黄芪洗净，鳝鱼肉洗净、切块。之后将鳝鱼块放入油锅中先翻炒片刻，再加葱段、生姜片、酱油、食盐、黄芪及适量清水，炖至鳝鱼肉熟烂汤成，用食醋调味即可。

用法：饮汤食肉。

功效：益气养血，活血通络。

适应证：气血虚弱型、血虚络阻型肩周炎。

（7）桑枝葛根炖鸡肉

原料：老桑枝、葛根各60克，绿豆30克，鸡肉250克，生姜丝、食盐各适量。

制作：将鸡肉洗净，切成小块，与洗净切碎的老桑枝、葛根及淘洗干净的绿豆一同放入砂锅中，加入适量清水，武火煮沸后，改用文火慢炖，至鸡肉熟烂，入生姜丝和食盐，再稍煮片刻即成。

用法：吃肉，喝汤。

功效：补血活血，通络除痹。

适应证：肩周炎。

（8）天麻龙眼炖鱼头

原料：天麻10克，龙眼肉15克，山药20克，鱼头1个（约250克），植物油、生姜片、食盐各适量。

制作：将天麻、龙眼肉、山药分别洗净，放入砂锅中，加入清水适量，武火煮沸后，再用文火煮 30 分钟。炒锅上火，放入植物油，在热油锅中放入生姜片煸香，再入鱼头、食盐，武火煎 5 分钟，至其表面呈金黄色，加入清水适量，改用文火煮沸 30 分钟。将鱼头汤倒入药汤中，加生姜 3 片，文火慢煮 30 分钟，至鱼头熟烂即可。

用法：吃鱼，喝汤。

功效：滋阴补肾养血，息风化痰。

适应证：肾虚型肩周炎。

（9）生地杜仲炖鹌鹑

原料：生地黄、杜仲各 20 克，川芎、桑枝各 10 克，鹌鹑 1 只，食盐适量。

制作：将鹌鹑宰杀，去毛杂洗净，与生地黄、杜仲、川芎、桑枝一同放入砂锅中，加入适量清水，武火煮沸后，改用文火炖 1~2 小时，至鹌鹑肉熟烂时，入食盐调味即可。

用法：每日 1 剂，吃肉，喝汤。

功效：养血活血，补益肝肾。

适应证：气血虚弱型、肝肾亏虚型肩周炎。

（10）桑枝五加皮炖兔肉

原料：老桑枝 60 克，五加皮 30 克，兔肉 250 克，生姜片、食盐各适量。

制作：将兔肉洗净，切成小块。之后与洗净切碎的老桑枝、五加皮一同放入砂锅中，加入适量清水，武火煮沸后，改用文火慢炖，至兔肉熟烂，入生姜片和食盐，再稍煮片刻即成。

用法：吃肉，喝汤。

功效：益气补血，通络除痹。

适应证：肩周炎。

03 适合肩周炎患者食用的汤羹有哪些？

咨询：我最近总感觉右侧肩部疼痛不舒服，肩关节的功能活动也受到限制，经检查被诊断为肩周炎。听说有些汤羹味道鲜美，具有很好的食疗作用，适合肩周炎患者食用，我平时就喜欢喝些汤或羹，想尝试在家做汤羹来服用，以调养肩周炎。请您告诉我：**适合肩周炎患者食用的汤羹有哪些？**

解答：确实有些汤羹，味道鲜美，并且具有食疗作用，很适合肩周炎患者食用，下面介绍一些，供您参考。

（1）蛇肉汤

原料：乌蛇肉、胡椒、生姜片、食盐各适量。

制作：将蛇肉洗净，切成小块，与胡椒、生姜片、食盐一同放入锅中，加入清水适量，武火煮沸后，改用文火慢炖，至肉熟烂汤成即可。

用法：饮汤食肉。

功效：补虚，祛风，散寒。

适应证：风寒阻络型肩周炎。

（2）桑枝鸡汤

原料：老桑枝60克，老母鸡1只，食盐少许。

制作：将桑枝洗净，切成小段；老母鸡宰杀，去毛杂及内脏，洗净切块。之后把桑枝段、鸡肉块一同放入砂锅中，加入适量清水，文火炖至鸡肉熟烂汤浓，加食盐调味即可。

用法：饮汤食肉。

功效：祛风湿，通经络，补气血。

适应证：体虚风湿阻络型肩周炎。

（3）全蝎母鸡汤

原料：活蝎子9克，红花12克，母鸡肉200克，生姜片、食盐各适量。

制作：将蝎子用沸水烫死，与红花及洗净切成小块状的母鸡肉一同放入砂锅中，加入适量清水，武火煮沸后，入生姜片和食盐，改用文火煮1~2小时，至鸡肉熟烂即可。

用法：吃肉，喝汤，隔日1次。

功效：健脾益气，息风活血，通络除痹。

适应证：痰湿阻络型肩周炎。

（4）韭菜鳝鱼糊

原料：韭菜250克，鳝鱼肉200克，红花9克，料酒、植物油、食盐、生姜末、葱白末、味精、水淀粉各适量。

制作：将韭菜拣洗干净，切成细末，放入油锅中翻炒至七成熟，盛出备用。鳝鱼肉洗净撕成丝条状，加红花、生姜末、葱白末、料酒浸渍30分钟。起油锅，放入鳝鱼肉丝等，翻炒片刻后加入适量鲜汤，煮沸后倒入韭菜末，加食盐、味精，再煮沸后稍停片刻，调入水淀粉勾芡即成。

用法：随量食用。

功效：祛风除湿，散瘀止痛。

适应证：肩周炎。

（5）独活黑豆汤

原料：独活15克，黑豆50克。

制作：将独活、黑豆分别淘洗干净，之后一同放入锅中，加入清水约1500毫升，煎煮至400~500毫升，去渣即成。

用法：每日2次，分早、晚温服。

功效：祛风止痛，通经活络。

适应证：肩周炎。

（6）鹌鹑杜仲汤

原料：鹌鹑3只，杜仲15克，生姜3片，大枣8枚，食盐、酱油、味精各适量。

制作：将鹌鹑宰杀，去毛及内脏等，洗净，之后与杜仲、生姜、大枣一同放入锅中，加入清水适量，武火煮沸后，再放入食盐、酱油，改用文火慢炖，待鹌鹑熟烂汤成，用味精调味即可。

用法：佐餐食用。

功效：补益肝肾，强筋壮骨，祛风通络。

适应证：气血虚弱型、肝肾亏虚型肩周炎。

（7）杞子排骨汤

原料：枸杞子50克，猪排骨500克，植物油、食盐、味精各适量。

制作：将猪排骨洗净剁碎，枸杞子洗净，之后一同放入锅中，加入清水适量，武火煮沸后，改用文火继续煨煮，至骨头酥烂汤渐稠后，放入植物油、食盐，再稍煮片刻，用味精调味即可。

用法：佐餐当汤饮用。

功效：补肾益精，强筋壮骨。

適应证：肩周炎。

（8）杜仲甲鱼汤

原料：杜仲15克，甲鱼1只（约250克），植物油、食盐、味精各适量。

制作：将甲鱼宰杀，去内脏及表皮，洗净，之后与杜仲一同放入锅中，加入清水适量，用文火慢炖至甲鱼熟烂，放入植物油、食盐，再稍炖片刻，用味精调味即成。

用法：食肉饮汤。

功效：补益肝肾，滋阴养血。

适应证：气血虚弱型、肝肾亏虚型肩周炎。

（9）牛筋当归汤

原料：牛蹄筋100克，当归12克，葱段、生姜片、食盐、味精各适量。

制作：将牛蹄筋剔除杂肉、洗净，与当归一同放入砂锅中，摆上葱段、生姜片，注入清水适量，武火煮沸后，改用文火慢炖，待蹄筋熟烂后，加入食盐、味精调味即可。

用法：每日2次，食筋饮汤。

功效：养血活血，补肝强筋。

适应证：肩周炎。

（10）鸡血藤豆芽汤

原料：鸡血藤、木瓜各20克，黄豆芽250克，猪油、食盐各适量。

制作：将鸡血藤、木瓜水煎，去渣取汁，之后将药汁中加入黄豆芽及猪油同煮汤，至黄豆芽熟时，入食盐调味即可。

用法：吃豆芽并饮汤，每日1剂。

功效：清热除湿，活血通络。

适应证：痰湿阻络型肩周炎。

04 适合肩周炎患者饮用的药酒有哪些?

咨询：我今年53岁，最近一段时间总感觉左侧肩部疼痛，肩关节的功能活动也受到限制，昨天到医院就诊，经检查被诊断为肩周炎。听说适当饮用药酒有助于肩周炎的康复，我准备试一试。麻烦您给我介绍一下：适合肩周炎患者饮用的药酒有哪些?

解答：药酒调治疾病，取材方便，简单易学，无需很多特殊的设备，而且疗效可靠，使用安全，深受人们的喜欢。适当饮用药酒确实能消除肩周炎患者肩部疼痛不适，有助于肩周炎的康复。您想了解适合肩周炎患者饮用的药酒有哪些，下面介绍几则，供您参考。

（1）天麻酒

配方：天麻、骨碎补、松节、炙龟板、当归、川芎、熟地黄各15克，龙骨、炙狗骨、乌蛇、白花蛇、羌活、独活、牛膝各10克，制附子8克，火麻仁、茄子根、晚蚕砂各30克，白酒1500毫升。

制作：将上述药物分别粉碎，一同放入盛有白酒的玻璃瓶中，春、夏季密封浸泡4日，秋、冬季密封浸泡7日，滤去药渣，取上清液即可。

用法：每次 10 毫升，每日 3 次，分早、中、晚饮用。

功效：搜风祛邪，活血止痛，强筋壮骨。

适应证：肩周炎以肩部酸麻沉痛为主要表现者。

（2）鸡蛇酒

配方：鸡血藤、桂枝、杜仲各 30 克，乌梢蛇 20 克，红花 10 克，白酒 2500 毫升。

制作：将鸡血藤、桂枝、杜仲、乌梢蛇、红花分别研为粗末，混匀后浸入装有白酒的坛子中，5 月初封坛埋入庭院 50 厘米深的土中，9 月中旬启坛开封，滤去药渣，取上清液。

用法：依据患者的酒量，每次 20~50 毫升，每日 2 次，中午和晚餐时饮用，7 日为 1 个疗程，一般饮用 2~3 个疗程。

功效：祛风散寒，行气活血。

适应证：肩周炎。

（3）天竺黄酒

配方：天竺黄、石菖蒲、路路通、浙贝母、茯苓各 30 克，地龙、胆南星、竹沥、半夏、丝瓜络各 20 克，白酒 2500 毫升。

制作：将天竺黄、石菖蒲、路路通、浙贝母、茯苓、地龙、胆南星、竹沥、半夏、丝瓜络分别研为粗末，混匀后装入盛有白酒的玻璃瓶中，密封浸泡 2 周后，滤去药渣，取上清液。

用法：每次 15~30 毫升，每日 2 次，分早、晚饮用。

功效：化痰通络。

适应证：肩周炎，对中医辨证属痰湿阻络型者效果尤好。

（4）肩痹药酒

配方：当归、防风各 15 克，杜仲 20 克，牛膝、秦艽、独活、续断、川芎、生地黄各 18 克，黄芪、人参、枸杞子、威灵仙、桂枝各 12 克，细辛 6 克，白酒 2000 毫升。

制作：将上述药物分别粉为粗末，一同放入盛有白酒的玻璃瓶中，密封冷浸 20 日，每 5 日搅拌 1 次，20 日后滤去药渣，取上清液，再加入适量白糖即可。

用法：每次 10 毫升，每日 2 次，分早、晚饮用，10 日为 1 个疗程，一般饮用 2~3 个疗程。

功效：益气补肾，活血祛风。

适应证：肩周炎。

（5）活血祛风酒

配方：黄芪 120 克，当归 30 克，僵蚕 20 克，川芎、红花、地龙、全蝎各 15 克，蜈蚣 3 条，白酒 2500 毫升。

制作：将黄芪、当归、僵蚕、川芎、红花、地龙、全蝎、蜈蚣分别研为粗末，混匀后装入盛有白酒的玻璃瓶中，密封浸泡 2 周，滤去药渣，取上清液即可。

用法：每次 10~30 毫升，每日 3 次，分早、中、晚饮用。

功效：益气活血，祛风通络。

适应证：肩周炎。

（6）秦艽木瓜酒

配方：木瓜 20 克，秦艽、川乌、郁金、羌活、川芎各 10 克，全蝎 3 克，红花 8 克，透骨草、鸡血藤各 30 克，白酒 1000 毫升。舌苔黄、脉数者，郁金可用至 20 克，同时选加徐长卿 20 克，六月雪 15 克，忍冬藤 20 克。

制作：将上述药物分别切碎，一同浸入粮食酿制的 60° 左右的白酒中，密封浸泡 15 日，滤去药渣，取上清液即可。

用法：每次 15~30 毫升，每日 1 次，晚上饮用，连续饮用 10 日为 1 个疗程。

功效：祛风除湿，活血通络。

适应证：肩周炎。

（7）调中解凝酒

配方：黄芪、炒白术、当归各10克，木瓜、陈皮、川芎、川牛膝各9克，青皮、木香、丁香、白蔻仁、茯苓、白芍各6克，龙眼肉15克，秦艽8克，羌活5克，冰糖180克，白酒2500毫升。

制作：将上述药物分别研为粗末，一同放入盛有白酒的玻璃瓶中，夏季密封浸泡5日，冬季密封浸泡7日，滤去药渣，取上清液即可。

用法：每次10毫升，每日2次，分早、晚饭后饮用，15日为1个疗程，一般饮用2~3个疗程。

功效：养血活血，散寒祛湿化痰。

适应证：肩周炎。

（8）两乌愈风酒

配方：生川乌、生草乌各9克，秦艽、木瓜、熟地黄、鸡血藤、当归、菝葜各30克，骨碎补、蜈蚣、延胡索、全蝎、五加皮、桑枝各20克，羌活、独活各18克，防己25克，细辛6克，丹参40克，木香、白芷、桂枝、丝瓜络各10克，大枣60克，黄酒2500毫升。

制作：将上述药物先用凉开水拌湿，然后把药物及黄酒一同装入盛器中，在锅中蒸至液体大约有600毫升时，滤去药渣，取上清液即可。

用法：每次10毫升，每日3次，分早、中、晚饮用，10日为1个疗程。

功效：温经养血活血，祛风除湿蠲痹。

适应证：肩周炎。

（9）活血强筋酒

配方：牛膝 50 克，鸡血藤 100 克，低度白酒 700 毫升。

制作：将牛膝、鸡血藤分别研为粗末，一同放入盛有低度白酒的玻璃瓶中，密封浸泡 7 日，滤去药渣，取上清液即可。

用法：每次 15~20 毫升，每日 2 次，分早、晚饮用。

功效：活血化瘀，通络止痛。

适应证：气滞血瘀型、寒湿痹阻型肩周炎。

（10）复方忍冬藤酒

配方：忍冬藤 200 克，鸡血藤、路路通各 70 克，川牛膝、白术各 90 克，延胡索、木瓜、当归、红花各 50 克，丹参、黄芪各 80 克，桃仁 35 克，枳壳 25 克，白酒 10 升。

制作：将上述药物分别研为粗末，混匀后浸入粮食酿制的白酒中，密封浸泡 30 日，滤出上清液，再将药渣压榨后取液，与上清液混合，加适量甜菊苷调味，静置 7 日，过滤取液即可。

用法：每次 5~10 毫升，每日 1 次，晚餐时饮用，10 日为 1 个疗程。

功效：祛风除湿，舒筋通络。

适应证：肩周炎。

05 应用药酒调养肩周炎 应注意些什么？

咨询： 我今年 48 岁，最近总感觉左侧肩部疼痛不舒服，肩关节的功能活动也受到限制，经检查被诊断为肩周炎。同事弄了个配制药酒的方子，说是能调养肩周炎，让我服用一段时间，我不太放心。我要咨询的是：**应用药酒调养肩周炎应注意些什么？**

解答： 这里首先告诉您，应用药酒调养肩周炎确实有一定疗效。为了保证药酒调养肩周炎安全有效，避免发生不良反应，在应用药酒调养肩周炎时，应注意以下几点。

（1）限量饮用：李时珍说酒"少饮则和血行气，壮神御寒，消愁遣兴；痛饮则伤神耗气，损胃失精，生痰动火"。由于药酒中含有一定量的乙醇，摄入过多会损害人体健康，所以必须限量饮用，才能即发挥药效，又不致对身体造成伤害。要根据肩周炎患者的性别、年龄、生活习惯等个体差异和时令节气等，选择适宜的药酒及饮用量。如平时习惯饮酒的人饮用量可适当大一些，平素不饮酒的人其用量要小一些，年老体弱者要减量饮用，而青壮年可适当加量。同时还应注意不宜长时间饮用药酒。

（2）辨证饮用：由于所选用的药物不同，不同药酒有其各不相同的适用范围，要根据中医的理论辨证饮用药酒，切不可不加分析地乱饮。肩周炎患者要在医生的指导下选用合适的药酒，在明白饮用方法和注意事项后进行饮用。

（3）注意禁忌：饮用药酒应注意其禁忌证，切不可让有饮酒禁忌证的肩周炎患者饮用药酒，肝病、高血压病、心脏病以及对酒精过敏者不可饮用药酒。饮用药酒时，应避免服用肼苯哒嗪、利尿酸、苯妥英钠、地西泮、盐酸异丙嗪等药物，以防影响药物、药酒的疗效或对身体造成伤害。

（4）配合他法：药酒取效较慢且其作用相对较弱，药酒疗法只是调治肩周炎的辅助措施，在应用药酒疗法的同时，应注意与药物、针灸、按摩、运动锻炼等其他治疗方法配合，以发挥综合治疗的优势，提高临床疗效。

06 适合肩周炎患者饮用的药茶有哪些？

咨询：我患有肩周炎，不仅右侧肩部疼痛不舒服，肩关节的功能活动也受到限制，刷牙、穿衣服都感到困难。听说有些药茶适量饮用对肩周炎的治疗康复很有好处，我平时就喜欢饮茶品茶，想用药茶调理一段时间。我要问的是：适合肩周炎患者饮用的药茶有哪些？

解答：我国茶文化源远流长，历代医药学家都很重视茶叶的保健价值和对茶剂的研究。合理的用茶不仅能爽神益智，对多种疾病还有辅助治疗作用。有些药茶适量饮用确实对肩周炎的治疗康复很有好处，下面介绍一些适合肩周炎患者饮用的药茶，您可根据自己的情况选择饮用。

（1）草藤茶

原料：伸筋草 20 克，鸡血藤 15 克。

制作：将伸筋草、鸡血藤分别研为粗末，混匀后放入保温杯中，冲入适量沸水，加盖焖 20 分钟即可。

用法：代茶饮用，每日 1 剂。

功效：舒筋活血通络。

适应证：肩周炎以肩部酸麻沉痛为主要表现者。

（2）秦艽丹参茶

原料：秦艽 9 克，丹参 12 克。

制作：将秦艽、丹参分别研为粗末，混匀后放入保温杯中，冲入适量沸水，加盖焖 15~25 分钟即可。

用法：代茶饮用，每日 1 剂。

功效：养血活血，祛风通络。

适应证：肩周炎。

（3）灵仙甘草茶

原料：威灵仙 10 克，炙甘草 3 克。

制作：将威灵仙、炙甘草分别洗净，一同放入砂锅中，加入适量清水，煎取汁液约 200 毫升。

用法：代茶饮用，每日 1 剂。

功效：祛风除湿，通络止痛。

适应证：肩周炎。

（4）山楂红糖茶

原料：山楂树根 60 克，红糖 30 克。

制作：将山楂树根洗净、切碎，放入砂锅中，水煎取汁，调入红糖即成。

用法：代茶饮用，每日1剂。

功效：活血化瘀，通络止痛。

适应证：肩周炎。

（5）当归乌药茶

原料：当归15克，乌药、苍术各10克，薏苡仁20克，麻黄、桂枝各3克，生姜、甘草各6克。

制作：将上述药物一同放入砂锅中，水煎2次，共取汁液约500毫升。

用法：代茶饮用，每日1剂。

功效：疏风散寒，燥湿通络。

适应证：风寒型肩周炎。

（6）苍术薏苡茶

原料：苍术15克，薏苡仁、当归各50克，木瓜25克。

制作：将苍术、薏苡仁、当归、木瓜一同放入砂锅中，水煎2次，共取汁液约500毫升。

用法：代茶饮用，每日1剂。

功效：舒筋活络，燥湿止痛。

适应证：肩周炎。

（7）莶草甘草茶

原料：豨莶草10克，炙甘草3克。

制作：将豨莶草、炙甘草分别洗净，一同放入砂锅中，加入适量清水，煎取汁液约500毫升。

用法：代茶饮用，每日1剂。

功效：祛风除湿，强筋壮骨。

适应证：肩周炎。

（8）姜黄归芍茶

原料：姜黄、羌活各6克，当归10克，赤芍、白术各12克，甘草3克。

制作：将姜黄、羌活、当归、赤芍、白术、甘草一同放入砂锅中，水煎2次，共取汁液约500毫升。

用法：代茶饮用，每日1剂。

功效：祛湿散寒，舒筋止痛。

适应证：肩周炎。

（9）桑枝冰糖茶

原料：桑枝、冰糖各适量。

制作：将桑枝洗净、切碎，放入砂锅中，加入适量清水，武火煮沸后，改用文火再煮25分钟，去渣取汁，加入冰糖使之溶化即可。

用法：代茶饮用，每日1剂。

功效：祛风除湿，通利关节。

适应证：肩周炎

（10）三藤红糖茶

原料：丝瓜藤、鸡血藤、夜交藤各15克，红糖适量。

制作：将丝瓜藤、鸡血藤、夜交藤分别洗净，研为粗末，一同放入砂锅中，加入适量清水，武火煮沸后，改用文火再煮20分钟，去渣取汁，加入红糖使之溶化即可。

用法：代茶饮用，每日1剂。

功效：养血活血，祛风通络。

适应证：肩周炎。

（11）淫羊藿木瓜茶

原料：淫羊藿15克，木瓜12克，炙甘草9克。

制作：将淫羊藿、木瓜、炙甘草分别研为粗末，混匀后放入保温杯中，冲入适量沸水，加盖焖 15~20 分钟即可。

用法：代茶饮用，每日 1 剂。

功效：祛风除湿，舒筋活络，止痛。

适应证：肩周炎。

（12）木瓜红花寄生茶

原料：木瓜 24 克，红花 12 克，桑寄生 30 克。

制作：将木瓜、红花、桑寄生一同放入保温杯中，冲入适量沸水，加盖焖 20 分钟即可。

用法：代茶饮用，每日 1 剂，连用 15~30 日。

功效：活血通络，祛瘀止痛。

适应证：肩周炎。

07 应用药茶调养肩周炎应注意什么？

咨询： 我今年 47 岁，最近总感觉左侧肩部酸沉疼痛不舒服，肩关节的功能活动也受到限制，经检查被诊断为肩周炎。我听说有些药茶能调养肩周炎，准备饮用一段时间，但不知道应用药茶调养肩周炎有哪些注意事项。请您给我讲一讲：应用药茶调养肩周炎应注意什么？

解答： 这里首先告诉您，有些药茶确实能调养肩周炎。您患有肩周炎，选用药茶调养一段时间是可行的。为了保证药茶调养肩周炎安全有效，避免发生不良反应，在应用药茶调养肩周炎时，应注意以下几点。

（1）谨防原料霉变：加工制作药茶的原料茶叶和中药容易受潮霉变，如果出现霉变，不但没有香味和药用价值，而且含有真菌毒素，对人体危害极大。

（2）辨证选用药茶：由于药茶所选用中药的不同，不同药茶有其各不相同的适用范围。肩周炎患者要在医生的指导下，全面了解药茶的功效和适应证，结合自己的病情辨证选用药茶。不加分析地乱饮药茶，不但难以获取调养肩周炎的效果，还易出现诸多不适。

（3）妥善保管药茶：制作好的药茶宜置于低温干燥处密封保存，在潮湿的环境中不宜经常打开，以免受潮。不要与有异味的物品放在一起，以防串味。一次制作的药茶不要太多，防止时间久而变质。

（4）恰当服用药茶：药茶冲泡或煎煮后应尽量当日饮用完，不要放置时间太长，更不能服隔夜茶，避免被细菌污染变质。在饮用药茶时还应注意适当忌口，饮用药茶的量要适当，太少达不到调养疾病的效果，太多则易影响消化功能，出现不良反应。由于某些药茶比较苦，难以下咽，在不影响药茶疗效的前提下，可适当加些矫味品，如冰糖、白糖、红糖、蜂蜜、炙甘草等。

（5）注意配合他法：药茶疗法有一定的局限性，其作用较弱，见效较慢，在采用药茶疗法调养的同时，还应注意与药物治疗、针灸、按摩、运动、理疗等治疗手段配合，以发挥综合治疗的优势，提高临床疗效。

08 为什么肩周炎患者要重视自我功能锻炼？

咨询： 我最近总感觉左侧肩部疼痛不舒服，肩关节的功能活动也受到限制，刷牙、举手都感到困难，经检查被诊断为肩周炎，正在进行针灸治疗。医生特别嘱咐自我功能锻炼是治疗调养肩周炎的重要手段，一定要重视。我想知道：**为什么肩周炎患者要重视自我功能锻炼？**

解答： 这里首先告诉您，自我功能锻炼确实是治疗调养肩周炎的重要手段，也是肩周炎患者得以顺利康复的基本保证。

肩周炎患者在全身运动的基础上，通过有目的、有选择地逐渐增加患侧肩关节各处运动轴的功能锻炼，尤其是活动障碍较为明显的运动轴向的锻炼，不仅可在很大程度上改善患侧肩关节及其周围组织的血液循环，促进局灶性非细菌性炎症渗出物的吸收，减轻或消除疼痛不适等症状，而且还可以通过牵伸软化肩关节周围软组织的粘连，消除运动障碍，恢复肩关节的正常生理功能。此外，对于已经发生肩部肌肉（如三角肌）萎缩的患者，通过肩关节的运动锻炼可增强肌肉的力量，恢复肌肉的正常弹性和收缩功能，恢复患者的生活和工作能力。

肩周炎患者每天还应抽出一定的时间进行功能锻炼。有相当一部分人对功能锻炼重视不够，常因畏痛而不敢活动肩关节，从而减小了肩关节的活动度，失去了最佳运动锻炼时机，时间一长，局部组织血流减慢，代谢降低，渗出增加而发生水肿、粘连，最终使肩关节的活动更加受限以至冻结，此时后悔莫及。肩周炎患者应根据自己病情的需要积极进行功能锻炼，如果疏于锻炼，使肩关节始终处于固定状态，不仅已有的疗效得不到巩固，还会影响其进一步治疗和康复。

功能锻炼的目的在于恢复肩关节固有的生理功能，合理的功能锻炼有助于巩固和加强按摩、针灸等治疗手段所取得的疗效，增加关节及周围组织的活动量。有相当一部分肩周炎患者无需药物等治疗，坚持一段时间的功能锻炼便可痊愈。

09 肩周炎患者怎么进行功能锻炼？

咨询： 我最近总感觉右侧肩部疼痛不舒服，经检查被诊断为肩周炎，正在服药治疗。我知道功能锻炼能加快肩部功能恢复，防止肌肉萎缩，是治疗调养肩周炎的重要方法，也很想进行功能锻炼，但不清楚怎么锻炼。麻烦您给我讲一讲：肩周炎患者怎么进行功能锻炼？

解答： 功能锻炼可巩固治疗效果，加快肩部功能恢复，防止肌肉萎缩，是治疗肩周炎的重要方法。在进行功能锻炼时，首先要认清功能锻炼的意义，其次要坚持勤练，每次练习10~20分钟即可，每天宜练习3~6次，练习的强度应从弱到强，运动的幅度应从小到大。

适合肩周炎患者的功能锻炼方法有很多种，其运动强度和侧重点各不一样，肩周炎患者应根据自己的年龄、病情、体力等具体情况选择适宜的运动锻炼项目，最好在专科医生或体疗医生的指导下，明白注意事项后再进行锻炼。

功能锻炼方法的选择是根据病情的不同而定的。在肩周炎之疼痛期、冻结期，患者往往以疼痛症状为主，疼痛限制了肩关节的活动，因此在采用药物治疗、按摩治疗以及理疗等治疗方法的同时，可选择一些运动量较轻的锻炼方法，如手指爬墙锻炼、肩关节的徒手运动、拉滑轮等，在患者慢慢适应后，逐渐增加运动量，以达到疏通经络，消除疼痛，预防运动功能障碍的目的。在肩周炎的恢复期，由于患者以关节运动功能受限为主要症状，因此功能锻炼应选择运动强度较大的训练，如颈肩操、八段锦、祛病延年二十式、哑铃操、太极拳等，以松解粘连，增强肩部肌群力量，增加肩关节周围肌腱、韧带的弹性，恢复肩关节的活动度，尤其是活动障碍明显的运动轴向，更应有侧重地加强训练。

在功能锻炼中，外旋运动特别被强调，因为外旋可较好地伸展紧张或挛缩的肩关节囊前部，该部位是运动的必要成分，在抬高上肢时它若具有较好的弹性，则可降低肩峰下撞击的危险。力量练习可导致疼痛加重和肌肉痉挛，因此在疼痛期要避免。那种"练习不疼痛，肩周炎就无法恢复"的观点是不可取的。此外，功能锻炼虽然可使疼痛减轻、运动范围改善，但这一过程相对较慢，而且还可能发生"受挫"，肩周炎患者应采取积极努力的态度和行为进行功能锻炼，切不可操之过急，坚持才会有好收获。

10 肩周炎患者在进行运动锻炼时应注意什么？

咨询： 我最近总感觉左肩部疼痛，肩关节的功能活动也受到限制，经检查被诊断为肩周炎。我知道运动锻炼的重要性，听说肩周炎患者的运动锻炼并不是随意的、无限制的，有很多需要注意的地方。我想知道：肩周炎患者在进行运动锻炼时应注意什么？

解答： 运动锻炼是治疗调养肩周炎的重要方法，但肩周炎患者的运动锻炼并不是随意的、无限制的，在运动锻炼中有很多需要注意的地方。为了保证运动锻炼的安全有效，避免发生不良事件，肩周炎患者在进行运动锻炼时，应注意以下几点。

（1）做好体检和运动防护：在进行运动锻炼前要做好身体检查，了解健康状况，排除隐匿之痼疾，严防有运动锻炼禁忌证者进行锻炼，要注意自我医疗监护，防止发生意外事故。骨质有破坏性改变、感染性疾病患者、年老体弱、心肺功能不全、有内固定物植入及手术后早期者均不宜进行运动锻炼。要了解所选运动项目的注意事项及禁忌证，最好在医生的指导下进行。

（2）选择适宜的运动方法：运动锻炼能强健机体，祛病延年，治疗调养肩周炎有肯定的疗效，但若选择不当，轻则对身体无益，重则可损伤身体。合适的运动方法和运动量是保证运动锻炼安全有效的关键所在。适合肩周炎患者运动锻炼的项目很多，有爬墙锻炼、徒手体操、啤酒瓶操、固颈强肩操、太极拳、易筋经等。患者要根据自己的年龄、体质以及病情等的不同，因人而异地选用相应的运动锻炼方法和运动量。通常选择的项目以能胜任、但又不致引起过分劳累和产生疼痛为原则。

（3）注意运动锻炼的要领：正确的锻炼姿势是运动锻炼获得效果的保证，不正确的运动和姿势不但起不到防病祛病的作用，而且有可能加重原有的病情，所以一定要注意运动锻炼的要领，做到动作准确无误。平伸、抬举要肢体伸直，弯曲时也要弯曲到规定的角度。进行摆动性练习时肌肉要尽量放松，做增加关节活动范围的运动时动作要缓慢。运动锻炼的动作要舒缓、柔和，运动锻炼后发现不适或症状加重者可暂停运动锻炼，或只做简单、轻微的动作。

（4）掌握循序渐进的原则：运动锻炼要掌握循序渐进的原则，运动量要由小到大，选择的动作要由简单到复杂，运动的时间要由短到长，切不可急于求成。开始时运动量不要过大，应以不引起疲劳、紧张、兴奋为宜，根据情况逐渐增加运动量和运动时间。运动锻炼贵在坚持，决不可半途而废，应该每天进行，长期坚持，并达到一定的强度，这样才能有良好的锻炼效果。希望短期内就有明显疗效，或是三天打鱼、两天晒网，都不会达到应有的效果。

（5）注意与其他疗法配合：运动锻炼作为综合性治疗肩周炎的方法之一，与其他疗法起到相辅相成、相互促进的作用。在临床中，除进行运动锻炼外，还应注意与药物治疗、按摩疗法、针灸治疗、理疗等治疗方法互相配合，以利提高临床疗效，如糖尿病患者患肩周炎时，就应同时控制血糖，以保持病情的基本稳定。肩周炎患者在进行运动锻炼之前，可先进行局部热敷或热水浴等物理疗法，以利于松解粘连。对于疼痛明显的肩周炎患者则宜配合消炎止痛药以缓解疼痛。

（6）注意避风和防寒保暖：肩周炎的发生与受风着凉有密切关系，注意避风和防寒保暖对促进肩周炎的康复十分重要。在进行运动锻炼时，要注意适应四时气候的变化及各种动作的需要，及时增减衣服，天凉时要注意保暖。在场地的选择上，要避开风大的地方，选择无风向阳处，以防风寒侵袭。

11 拉毛巾能调养肩周炎吗？如何练习毛巾操？

咨询： 我最近总感觉左侧肩部疼痛不舒服，肩关节的功能活动也受到限制，经检查被诊断为肩周炎。我知道功能锻炼是调养肩周炎的重要手段，听说拉毛巾、练习毛巾操调养肩周炎的效果很好，我是将信将疑。我要问的是：拉毛巾能调养肩周炎吗？如何练习毛巾操？

解答： 拉毛巾可增加肩部肌肉的力量，改善肩关节的运动功能，若能坚持练习，确实能调养肩周炎，尤其适合于肩关节运动障碍不太严重的肩周炎患者锻炼。简单的练习方法是拿一条毛巾，双手各拽一头，分别放在身后，一手在上一手在下，和搓澡一样先上下拉动，再横向拉动，反复进行。刚开始时可能活动受到一些限制，应循序渐进，动作由小到大、由慢到快。

通常每次锻炼 10~15 分钟，每日早、中、晚各做 1 次，只要持之以恒，肩周炎之肩部疼痛不适、活动障碍等症状自可逐渐得到控制和改善。

毛巾操是以毛巾为辅助工具进行自我锻炼的一种保健体操，是肩周炎患者最常用的功能锻炼方法之一。此操共分 12 节，通过练习可增强肩部肌肉的力量，改善或消除肩部疼痛不适、活动障碍等症状，通常每日早、晚各做 1 遍，坚持锻炼其效果良好，现将其具体练习方法予以介绍。

第一节：平举划圈

预备姿势：两脚分开站立，距离比肩稍宽，上体正直，两手各握 1 条毛巾，向两侧平举起。

动作：右臂转小圈甩动毛巾，划 20 个圈，恢复预备姿势；然后左臂转小圈甩动毛巾，划 20 个圈。

第二节：背后拉动

预备姿势：两脚分开站立，距离比肩稍宽，上体正直，两臂自然下垂于体侧。

动作：右手抓着毛巾的一端伸到右肩上，左手伸到背后抓着毛巾的另一端，两手在背后上下拉动毛巾，似擦背状，反复拉动 20 次；然后左手抓着毛巾的一端伸到左肩上，右手伸到背后抓着毛巾的另一端，两手在背后上下拉动毛巾，似擦背状，反复拉动 20 次。

第三节：抻直举起

预备姿势：两脚分开站立，距离比肩稍宽，上体正直，两手在脖子后抓着毛巾的两端抻直毛巾。

动作：两手在脖子后向上举起毛巾，两臂伸直；恢复预备姿势。反复做 20 次。

第四节：左右摆动

预备姿势：两脚分开站立，距离比肩稍宽，上体正直，双臂在头上伸直，两手抓着毛巾两端抻直。

动作：两手抻直毛巾向左摆动，至最大限度，恢复预备姿势，反复做 10 次；然后两手抻直毛巾向右摆，至最大限度，恢复预备姿势，反复做 10 次。

第五节：甩动抽背

预备姿势：两脚分开站立，距离比肩稍宽，上体正直，两臂自然下垂于体侧。

动作：右手持毛巾中部，自右肩向身后甩动，轻轻抽打后背，反复做 15 次；然后左手持毛巾中部，自左肩向身后甩动，轻轻抽打后背，反复做 15 次。

第六节：振臂弹肩

预备姿势：两脚分开站立，距离比肩稍宽，上体正直，双臂在头上伸直，两手抓着毛巾两端抻直。

动作：两臂拉紧毛巾向后振臂弹肩，反复做 20 次。

第七节：交叉抽背

预备姿势：两脚分开站立，距离比肩稍宽，上体正直，两臂自然下垂于体侧。

动作：右手持毛巾中部，自左肩向身后甩动，轻轻抽打后背，反复做 15 次；然后左手持毛巾中部，自右肩向身后甩动，轻轻抽打后背，反复做 15 次。

第八节：臀部摆动

预备姿势：两脚分开站立，距离比肩稍宽，上体正直，双臂在身后伸直，两手抓着毛巾两端抻直于臀后。

动作：两手抻直毛巾向左摆动，再向右摆动，反复做

15~20 次。

第九节：身后换巾

预备姿势：两脚分开站立，距离比肩稍宽，上体正直，两臂自然下垂于体侧。

动作：右手持毛巾中部，在体前把毛巾交给左手，左手再在身后把毛巾交给右手，反复做 20 次；然后左手持毛巾中部，在体前把毛巾交给右手，右手再在身后把毛巾交给左手，反复做 20 次。

第十节：举巾后套

预备姿势：两脚分开站立，距离比肩稍宽，上体正直，两手持毛巾两端置于体前，拳心向下。

动作：两手抻直毛巾上举，将毛巾套在脖子后，恢复预备姿势。反复做 15~20 次。

第十一节：左右拉动

预备姿势：两脚分开站立，距离比肩稍宽，上体正直，两手抓着毛巾两端抻直上举。

动作：两手向左拉动毛巾，直至左臂伸直；然后两手向右拉动毛巾，直至右臂伸直。反复做 10~15 次。

第十二节：转圈擦头

预备姿势：两脚分开站立，距离比肩稍宽，上体正直，两臂自然下垂于体侧。

动作：左手团住毛巾，抬至头顶，在头上做转圈擦头的动作，反复做 15~20 次；然后右手团住毛巾，抬至头顶，在头上做转圈擦头的动作，反复做 15~20 次。

12 肩周炎患者怎样练习哑铃操？

咨询： 我最近总感觉右侧肩部疼痛不舒服，经检查被诊断为肩周炎。我从报纸上看到练习哑铃体操能调养肩周炎，缓解肩部疼痛不舒服，准备练习哑铃体操，但不知道练习方法。麻烦您告诉我：**肩周炎患者怎样练习哑铃操？**

解答： 哑铃操是以哑铃为辅助工具进行自我锻炼的一种保健体操，适合肩关节运动障碍不太严重的肩周炎患者练习。练习哑铃操的目的主要是为了增加肩部肌肉的力量，改善肩关节的运动功能。练习者可根据自己的年龄、身体状况和病情等的不同，选择重量为1~3千克的哑铃1对，利用哑铃的重量和惯性进行操练。

练习哑铃操时应特别注意掌握其运动量，运动量的大小宜以完成动作后肌肉有轻微酸胀感或稍有出汗为好。通常每日早晚各做此操1遍，在练习时要求运动缓慢而有节奏，运动幅度尽可能大些。哑铃操分上举运动、侧平举运动、前平举运动、内外旋运动、仰卧展肩运动、俯卧展肩运动共6节，下面是具体练习方法。

第一节：上举运动

预备姿势：两脚分开站立，上体正直，两手持哑铃下垂。

动作：①两臂弯曲，双肘侧屈下沉，双手持哑铃于肩两侧。

②两臂伸直上举。③两臂由侧旁下落，还原成预备姿势。上述动作重复 16 次。

第二节：侧平举运动

预备姿势：两脚分开站立，上体正直，两手持哑铃下垂。

动作：①两臂侧平举到最大位置，稍停。②由最大位置慢慢放下，还原成预备姿势。上述动作重复 16 次。

第三节：前平举运动

预备姿势：两脚分开站立，上体正直，两手持哑铃下垂。

动作：①两臂前平举到最大位置，稍停。②由最大位置慢慢放下，还原成预备姿势。上述动作重复 16 次。

第四节：内外旋运动

预备姿势：两脚分开站立，上体正直，双肘关节屈曲成 90°，两手持哑铃。

动作：①两手持哑铃分别向外侧旋转，到最大位置，稍停。②由外侧最大位置还原成预备姿势。③～④同①～②，但方向是向内侧旋转。上述动作重复 16 次。

第五节：仰卧展肩运动

预备姿势：仰卧位，两臂向上伸直，双手持哑铃。

动作：①两臂慢慢向两侧放下，稍停。②再举起哑铃还原成预备姿势。上述动作重复 16 次。

第六节：俯卧展肩运动

预备姿势：俯卧位，两臂在床边下垂，手持哑铃。

动作：①双肘关节保持伸直位，举起哑铃，稍停。②再慢慢放下，还原成预备姿势。上述动作重复 16 次。

13 背部锻炼操能缓解肩背酸痛吗？如何练习？

咨询： 我今年 53 岁，最近一段时间总感觉右侧肩背部酸沉疼痛，经检查被诊断为肩周炎，正在外贴辣椒风湿膏治疗。我听说背部锻炼操能调养肩周炎，缓解肩周炎引起的肩背酸痛，准备试一试。我要咨询的是：<u>背部锻炼操能缓解肩背酸痛吗？如何练习？</u>

解答： 背部锻炼操能促进血液循环，增强肩背部肌肉的力量，肩周炎患者坚持练习确实能达到改善或消除肩背部酸沉疼痛等症状的目的。背部锻炼操共分 6 节，下面是具体练习方法。

第一节：水平张开双臂

两脚并拢站立，向正前方抬起两臂，再横向水平张开；两臂在身体两侧平抬数秒钟，然后放下。注意手臂不要往下垂，做到完全张开，共做 10 次。

第二节：四周旋转双臂

两脚并拢站立，两臂前转、后转，进行交替摇动，慢慢适应后两臂像划大圆圈一样转动，共做 10 次。

第三节：前后弯曲身体

两脚并拢站立，两膝关节伸直，向前弯曲身体，双手指尖能达到地面更好，但不要过于勉强，以自身能达到的范围为度；然后抬起上身，两臂贴头向上伸直，身体尽量向后弯曲，以力所能及为度。前弯、后屈 1 回为 1 个动作，共做 10 次。

第四节：两侧弯曲身体

两脚分开站立，距离与肩同宽，左手叉在左腰部，右臂纵向上举紧贴头部，右臂和身体倒向左侧方向；恢复原位后，右手叉在右腰部，左臂纵向上举紧贴头部，左臂和身体倒向右侧方向。向左右各弯曲身体 1 回为 1 个动作，共做 10 次。注意在练习时身体不要向前倒。

第五节：横向扭转身体

两脚分开站立，距离与肩同宽，两臂分别在左右两侧水平抬起，然后慢慢地左右横向摆动两臂、扭转身体，直到能把脸转向正后方。向左向右交互转 1 回为 1 个动作，共做 10 次。

第六节：四周转动身体

两脚分开站立，距离与肩同宽，两臂抬高伸直，紧贴头的两侧，上身像在空中划大圆圈一样旋转，向左向右交换转动 1 回为 1 个动作，共做 5 次。老年人做此动作要谨慎，以免失去平衡而摔倒。

14 手指爬墙锻炼有什么作用？怎样练习手指爬墙？

咨询：我最近总感觉左侧肩部疼痛不舒服，肩关节的功能活动也受到限制，刷牙、穿衣服都感到困难，经检查被诊断为肩周炎。医生建议在针灸治疗的同时配合手指爬墙锻炼。我是第一次听说手指爬墙锻炼，我想知道：**手指爬墙锻炼有什么作用？怎样练习手指爬墙？**

解答： 手指爬墙锻炼是利用墙壁的固定性和身体重力，通过适宜的锻炼，以改善肩周炎患者肩关节外展上举和屈曲上举功能状况，同时兼有改善患肩旋转功能的锻炼方法。

手指爬墙锻炼的作用是多方面的，通过手指爬墙锻炼，可强身健体，强健筋骨，增强机体抗病能力，推动肩部的气血运行和全身的气血流通，改善血液循环，促进肩关节周围组织瘀血和水肿的消散吸收，松解肩关节的僵硬状态，加快肩背部酸沉疼痛诸症状的消除和肩关节功能的改善，促进肩周炎康复。

肩周炎患者在家庭中开展手指爬墙锻炼，可以替代体疗室中肩关节上举爬阶梯的锻炼，方法简单，人人可做。下面将常用的两种手指爬墙锻炼的具体操练方法予以简要介绍。

（1）手指爬墙锻炼方法一

预备姿势：患者面向墙，两脚并立，上体正直，距离墙壁70厘米左右（基本上为一臂的距离），患侧上肢稍屈前举，食指贴于墙上。

动作：患者患侧上肢随食指、中指和无名指轮流向上爬而逐渐伸直，当手指不能再往上爬时，用手掌撑住墙壁，两膝关节弯曲，借助身体重力向墙做屈曲上举压肩运动；然后身体向左侧转动30°左右，做侧向压肩动作，再恢复面对墙的姿势，继而身体再向右侧转动30°左右，做侧向压肩动作。以上练习可重复8~10遍，通常每日早、晚各练习1次。

（2）手指爬墙锻炼方法二

预备姿势：患者患侧肩对墙，两脚并立，上体正直，距离墙壁70厘米左右，患侧上肢稍屈外展上举，食指贴于墙上。

动作：患者患侧上肢随食指、中指和无名指轮流向上爬而逐渐外展上举，达到最高限度后，用手掌撑住墙壁，两膝关节弯曲，借助自身重力向墙做外展上举压肩动作；然后身体向前侧转 30° 左右，做侧前向压肩动作，恢复患侧对墙姿势；继而身体再向后侧转 30° 左右，做侧后向压肩动作。以上练习可重复 8~10 遍，通常每日早晚各练习 1 次。

15 强健肩臂操分几节？怎样进行练习？

咨询：我今年 49 岁，最近总感觉左侧肩背部酸沉疼痛，肩关节的功能活动也受到限制，经检查被诊断为肩周炎。我听说强健肩臂操能调养肩周炎，有效缓解肩背部酸沉疼痛，恢复肩关节的正常运动功能，准备练习一段时间。请问：<u>强健肩臂操分几节？怎样进行练习？</u>

解答：强健肩臂操分上提下按、左右开弓、按胸摇肩、双手举鼎、双手托天、弯肱拔刀、单臂摘果、轮转辘轳共 8 节。此操能有效活动肩部肌肉、关节，坚持练习可以预防肩周炎的发生，消除肩周炎患者肩背部酸沉疼痛及肩关节运动障碍，恢复肩关节正常的活动功能，促进肩周炎患者顺利康复。肩周炎患者可根据自己的具体情况，在医生的指导下练习强健肩臂操。下面是具体练习方法。

第一节：上提下按

预备姿势：两脚开立，与肩同宽，两臂自然下垂。

动作：①屈肘上提，两掌与前臂相平，提至胸前与肩平，掌心向下。②两掌用力下按，至两臂伸直为度，恢复预备姿势。上述动作随呼吸上提下按，重复 16~20 次。

第二节：左右开弓

预备姿势：两脚开立，与肩同宽，两臂屈肘，两掌放在眼前，掌心向外，手指稍屈，肘斜向前。

动作：①两掌同时向左右分开，手掌渐握成虚拳，两小臂逐渐与地面垂直，胸部尽量向外挺出。②两臂仍屈肘，两拳放开，掌心向外，恢复预备姿势。上述动作随呼吸开合，重复16~20 次。

第三节：按胸摇肩

预备姿势：两脚开立，与肩同宽，两肘屈曲，右手覆在左手上，掌心向里，放在胸部。

动作：①两手相叠自左向右轻按胸部、上腹部及小腹部，上下左右回旋。②两手相叠自右向左轻按胸部、上腹部及小腹部，上下左右回旋。上述动作随每一呼气或吸气，两手轻按回旋 1 周，重复 16~20 次。

第四节：双手举鼎

预备姿势：两脚开立，与肩同宽，两臂屈肘上举，两手握虚拳，平放胸前，高与肩平。

动作：①两拳松开，掌心向上，两手如托重物，两臂向上直举，眼随两掌上举而向上看，两掌举过头顶，腕部用力。②两手逐渐下降，恢复预备姿势。上述动作上举时吸气，还原时呼气，重复 16~20 次。

第五节：双手托天

预备姿势：两脚开立，与肩同宽，两臂平屈，两手放在腹部，手指交叉，掌心向上。

动作：①反掌上举，掌心向上，同时抬头眼看手掌。②恢复预备姿势。上述动作随上下配合呼吸，重复 16~20 次。

第六节：弯肱拔刀

预备姿势：两脚开立，与肩同宽，两臂自然下垂。

动作：①右臂屈肘向上提起，掌心向前，提过头顶，然后向右下落，抱住颈项，左臂同时屈肘，掌心向后，自背后上提，手背贴于腰后。②右掌经头顶由前下垂，还原，左掌也收回，还原。③~④同①~②，但方向相反。做上述动作时，右臂上提时吸气，左臂上提时呼气，重复 16~20 次。

第七节：单臂摘果

预备姿势：两脚开立，与肩同宽，两臂自然下垂。

动作：①右臂屈肘向上提起，掌心向外，提过头顶，右掌横于头顶上，掌心向上，左臂同时屈肘，掌心向后，自背后上提，手背贴于腰后。②右掌经头顶由前下垂，还原，左掌也收回，还原。③~④同①~②，但方向相反。做上述动作时，右臂上提时吸气，左臂上提时呼气，重复 16~20 次。

第八节：轮转辘轳

预备姿势：两脚开立，与肩同宽，两臂自然下垂。

动作：①左手叉腰，右臂向下、向前、向上，再向后摇 1 圈，还原。②右臂向下、向后、向上，再向前摇 1 圈，还原。③~④同①~②，但方向相反。上述动作重复 16~20 次。

16 如何运用肩周锻炼操缓解肩部酸痛不适？

咨询： 我今年 56 岁，最近一段时间总感觉左侧肩部疼痛不舒服，经检查被诊断为肩周炎，正在用舒筋丸治疗。我听说坚持练习肩周锻炼操能调养肩周炎，缓解肩周炎引起的肩部疼痛不舒服，准备试一试。请问：<u>如何运用肩周锻炼操缓解肩部酸痛不适？</u>

解答： 肩部酸痛不适是肩周炎患者最常见的症状。坚持练习肩周锻炼操可有效缓解肩部酸胀疼痛不适，改善肩关节的运动功能。您患有肩周炎，坚持练习肩周锻炼操是可行的。下面是肩周锻炼操的具体练习方法。

第一节：耸肩膀

两臂自然下垂，两臂反复做上耸和下降的活动。完成上耸和下降为 1 个动作，共做 10 次。

第二节：旋转肩膀

做类似跑步时大幅度旋转肩膀一样的动作，前后旋转两侧肩膀各 10 次。

第三节：前后振臂

两臂由前方上举过头部，然后恢复原位，并顺势向后摆动约 45°。振臂时全身放松，两臂平行，掌心相对，头自然随着摆臂而前俯后仰。向后摆动时以感到稍微有点吃力的程度为宜。

向上举与向后摆动 1 回为 1 个动作，共做 10 次。

第四节：交叉举臂

将两臂在腹前交叉，然后分别从左右两侧上举到头上交叉，同时头尽量向上仰起，两臂随即放下。上下交叉 1 回为 1 个动作，共做 10 次。

17 肩周炎治疗操分几节？如何练习？

咨询：我患有肩周炎，不仅左侧肩部疼痛不舒服，肩关节的功能活动也受到限制。我听张师傅说有一种肩周炎治疗操，能治疗调养肩周炎，缓解肩部疼痛不舒服，恢复肩关节正常运动功能，准备坚持练习一段时间。我要咨询的是：肩周炎治疗操分几节？如何练习？

解答：肩周炎治疗操共分 10 节，坚持练习能消除肩周炎患者颈肩部酸沉疼痛不适等症状，改善肩关节运动功能，是促进肩周炎患者顺利康复的好方法，并且简单易学，不受时间和场地的限制，随时可练，深受广大肩周炎患者的欢迎。下面是具体练习方法。

第一节：胸前祈祷

端坐于椅子上，两肘外张，两手掌对合置于胸前成祈祷姿势。低头弓背含胸，边呼气边用力对合两手掌，使附着于肩胛骨的背肌拉伸，以加强胸、臂、腕部肌肉的力量。如此坚持数分钟。

第二节：前伸手臂

两手十指插合，水平前举，两肘充分伸直，同时两手用力捏紧5秒钟，放松3秒钟，然后将两手掌翻向外，用力向前伸直手臂，使两臂和肩部肌肉受到拉伸锻炼。如此反复数次。

第三节：活动颈肩

缓慢地尽量耸肩，缩头，再缓慢垂肩，耸肩时吸气，垂肩时呼气。然后挺胸抬头，两肩尽量向后，同时吸气；接着低头含胸弓背，两肩尽量向前，同时呼气。头、颈、肩和臂的活动要富有节奏和弹性，肩部要充分伸展。如此反复数次。

第四节：屈肘旋臂

左手自然下垂，前臂内旋，掌心向外，右手握住左手掌。左臂屈肘，使左手沿身体侧面尽量向上，右手握紧左手，保持并加强左臂向内旋，使肩臂部肌肉得以伸展。如此两手交替进行，反复数次。

第五节：抵抗运动

两手十指交叉放在额部，并用力压迫额部，压5秒钟，停2秒钟；用力时要同时吸气，反复练习。以同样的方法把双手放在枕部，进行颈部的反屈抵抗运动。再以一手放在头部一侧，用力向对侧压，如此交替进行颈部侧屈抵抗运动，以改善颈项部肌肉活动和血液循环。

第六节：左右扭转

双臂伸直向前平举，然后左右扭转，躯体也随之扭转，目光注视手指尖。此方法可使脊椎得到充分的活动。如此反复数次。

第七节：负重活动

身体前屈，健侧手扶椅背，以支撑身体重量，用患侧的手持熨斗向前后左右方向活动，早、晚各练习1次，每次5分钟。此方法可使挛缩的关节囊伸展开，关节的活动范围亦可有所增大。

第八节：扶墙上举

手扶墙壁，做手向上举的运动，进而用同样的姿势双手贴着墙壁，做逐渐向上移的动作。如此反复数次。

第九节：两手举棒

用1.3米长的木棒或竹竿，两手握住两端，把棒举向头上、头后和背部。也可用毛巾代替木棒。如此反复数次。

第十节：内压外拉

患者将一肘部屈成直角，并用力压于胸部，另一手握其手腕向外侧拉，互做抵抗。如此反复数次。

18 肩周炎患者如何练习七节式徒手体操？

咨询： 我最近总感觉左侧肩背部酸沉疼痛不舒服，经检查被诊断为肩周炎。我听说练习七节式徒手体操能调养肩周炎，缓解肩背部酸沉疼痛不舒服，准备试一试，但不知道具体练习方法，上网也没有查到。麻烦您给我介绍一下：肩周炎患者如何练习七节式徒手体操？

解答： 徒手体操简单易学，且不需要什么器械，随时随地可做，比较适合肩周炎患者在家庭、工作间隙开展。适合肩周炎患者练习的徒手体操较多，其中七节式徒手体操适合肩关节运动障碍不太严重的肩周炎患者练习。在练习时要求动作稍慢、有节奏，运动幅度尽可能大些。通常每日早、晚各做 1 遍，坚持练习效果良好。

第一节：前后摆臂运动

预备姿势：分腿站立，距离稍宽于肩，上体前屈，头稍抬起，眼看前方，两臂自然下垂。

动作：右臂放松，尽量向前上摆，同时左臂放松尽量向后摆，然后左右臂交换摆动方向。重复上述动作 16 次。

第二节：左右摆臂运动

预备姿势：分腿站立，距离稍宽于肩，上体前屈，头稍抬起，眼看前方，两臂自然下垂。

动作：两臂放松，尽量向侧上方摆动，然后两臂往回摆，于胸前交叉。重复上述动作 16 次。

第三节：环转肩运动

预备姿势：两腿直立，两肘关节屈曲，两手分别搭于两肩。

动作：以肩为轴，两肩由前上向后下绕环 8 次，然后以同样的动作由后上向前下绕环 8 次。

第四节：收展肩运动

预备姿势：两腿直立，两肘关节屈曲，两手十指交叉放在枕骨部。

动作：两手扶头后，两臂向内夹紧，然后由内向外向后尽量展开，重复上述动作 16 次。

第五节："托天"运动

预备姿势：分腿站立，两臂自然下垂。

动作：两臂弯曲至胸前，掌心向上，双手十指交叉，上抬至额前，以腕关节为轴，两手外翻，掌心向上，两手尽量上托，然后两臂依势由两侧下落还原成预备时的姿势。重复上述动作16 次。

第六节：前冲拳运动

预备姿势：分腿站立，距离与肩同宽，两膝关节微屈，两手握拳置于腰间，拳心向上。

动作：右手用力向前冲拳，拳心顺势转为向下，右拳用力收回至腰间，然后左手用力向前冲拳，拳心顺势转为向下，左拳用力收回到腰间。重复上述动作16 次。

第七节：侧冲拳运动

预备姿势：分腿站立，距离与肩同宽，两膝关节微屈，两手握拳置于腰间，拳心向上。

动作：右手用力向侧方冲拳，拳心顺势转为向下，右拳用力收回至腰间，然后左手用力向侧方冲拳，拳心顺势转为向下，左拳用力收回至腰间。重复上述动作16 次。

19 肩周炎患者如何练习八节式徒手体操？

咨询：我今年48 岁，患有肩周炎，总感觉肩部疼痛不舒服。我知道像我这种情况必须加强运动锻炼，也清楚运动锻炼的项目有很多，听说八节式徒手体操能缓解肩周炎引起的肩部疼痛不舒服，我准备试一试。麻烦您告诉我：肩周炎患者如何练习八节式徒手体操？

解答：八节式徒手体操动作简单易学，较适合病情较轻、肩关节运动障碍不太严重的肩周炎患者。通常每日早、晚各做1遍，在练习时要求动作缓慢而有节奏，运动幅度尽可能大些，坚持练习效果良好。下面是具体练习方法。

第一节：两手互握上举

预备姿势：两脚分开站立，距离与肩同宽，两手互握放在身体前面。

动作：①两手互握前平举。②继续向上，举至前上方。③两手顺势从两侧还原成预备时的姿势。上述动作重复16次。

第二节：两臂屈肘内收后伸

预备姿势：两脚分开站立，距离与肩同宽，两手自然下垂于体侧。

动作：①右臂屈肘，右手前摆到左肩上，同时左臂屈肘，左手后摆到右肩胛角处。②还原成预备时的姿势。③～④同①～②，但方向相反。上述动作左右各重复8次。

第三节：叉腰侧屈

预备姿势：两脚分开站立，距离与肩同宽，两手叉腰。

动作：①身体向左侧弯曲，同时左手沿体侧向下伸直，右手沿体侧上提到腋下部位。②还原成预备时的姿势。③～④同①～②，但方向相反。上述动作左右各重复8次。

第四节：两臂绕环

预备姿势：两脚分开站立，距离与肩同宽，两手叉腰。

动作：①患臂举向前上方，由前上向后下绕环1周。②还原成预备时的姿势。③患臂举向前上方，沿相反的方向绕环1周。④还原成预备时的姿势。⑤～⑧同①～④，但为健臂动作。上述动作左右各重复8次。

第五节：两臂屈肘外旋

预备姿势：两脚分开站立，距离与肩同宽，两臂屈肘，两手握拳，拳眼相对。

动作：①两臂向外旋转，拳眼向外、向下。②还原成预备姿势。上述动作重复 16 次。

第六节：患手摸耳

预备姿势：两脚分开站立，距离与肩同宽，两手自然下垂于体侧。

动作：①患侧手经体侧放在同侧耳部。②患侧手继续向上摸到头顶部（头保持正直）。③患侧手经头顶部摸到对侧耳尖部。④还原成预备姿势。上述动作重复 16 次。

第七节：贴墙撑肩

预备姿势：面向墙站立，患臂上举，患手贴墙上，两脚距墙约 70 厘米。

动作：①身体向前倾斜，尽可能贴墙。②还原成预备姿势。上述动作重复 16 次。

第八节：放松运动

预备姿势：两脚分开站立，距离与肩同宽，两手自然下垂于体侧。

动作：①躯干向左转动，右手往前下方摆动到左大腿前，左手经后下方摆动到右腰部。②与①相同，但方向相反。上述动作左右各重复 8 次。

20 肩周炎患者如何练习火棒操?

咨询: 我今年 34 岁,患有肩周炎,总感觉右侧肩部酸沉疼痛不舒服,正在进行针灸治疗。我听说在针灸的同时配合练习火棒操能提高疗效,有效缓解肩部酸沉疼痛不舒服,准备坚持练习一段时间。请您给我讲一讲:**肩周炎患者如何练习火棒操?**

解答: 火棒通常为木制,形如纺锤,火棒操是以火棒为辅助工具进行自我锻炼的一种保健体操,也是肩周炎患者进行康复锻炼的常用方法之一。火棒操主要是通过增加上肢运动的杠杆长度,以扩大肩关节各个运动方向的活动度,起到更好地锻炼肩关节活动,改善运动协调性的作用。火棒操的具体练习方法如下。

第一节:前后摆臂运动

预备姿势:分腿站立,距离与肩同宽,两手持火棒自然下垂。

动作:①两肩放松,左臂前摆至前下方 45°,同时右臂后摆至后下方 45°。②还原成预备姿势。③~④同①~②,但方向相反。上述动作重复 50 次左右。注意两臂摆动时肩部要放松,火棒与手臂尽量成一直线。

第二节:前交叉侧摆运动

预备姿势:分腿站立,距离与肩同宽,两手持火棒于体前交叉。

动作：①两肩放松，两臂侧摆至侧平举。②还原成预备姿势。上述动作重复 50 次左右。注意两臂交叉时患臂放在内侧。

第三节：后交叉侧摆运动

预备姿势：分腿站立，距离与肩同宽，两手持火棒于体后交叉。

动作：①两肩放松，两臂侧摆至侧平举。②还原成预备时的姿势。上述动作重复 50 次左右。注意两臂交叉时尽量将患臂放在内侧。

第四节：臂绕环运动

预备姿势：分腿站立，距离与肩同宽，两手持火棒自然下垂。

动作：①患侧臂以肩为轴，手持火棒由体前经上后到下绕环 1 周。②还原成预备姿势。③~④同①~②，但以健侧臂绕环。⑤~⑧同①~④，但转动方向由体后经上前到下绕环 1 周。上述动作重复 25 次左右。注意摆臂时要求肘关节伸直。

21 肩周炎患者怎样练习固颈强肩操？

咨询：我今年 50 岁，最近总感觉左侧肩部疼痛不舒服，经检查被诊断为肩周炎，正在进行针灸治疗。我听说练习固颈强肩操能调养肩周炎，缓解肩周炎引起的肩部疼痛不舒服，准备试一试，还不知道具体练习方法。我要咨询的是：肩周炎患者怎样练习固颈强肩操？

解答： 固颈强肩操简单易行，坚持练习能增强颈肩部肌肉力量，改善颈肩部运动功能，消除颈肩部酸痛不适等症状，很适合肩周炎患者练习。您患有肩周炎，练习固颈强肩操是可行的，下面是具体练习方法。

第一节：预备式

站立位，两脚分开与肩同宽，两臂自然下垂于体侧，双手伸直，掌心向内。

第二节：伸臂击掌

两臂由体侧向前平伸，至胸前击掌，然后两臂后展，在背后击掌，背后击掌时双肩尽力向上抬高，继而归于预备位。如此反复 8~10 次。

第三节：摇颈抬肩

头颈先按顺时针方向缓慢转动 6 圈，再按逆时针方向缓慢转动 6 圈；接着双肩快速、尽力抬高，再向后展，然后放松，如此抬高 8~10 次后，归于预备位。

第四节：运肘甩臂

首先两臂由体侧移于体前屈肘，两手与肩同高，掌心向下，双肩尽可能不动，前臂做上下小范围运动 4~6 次，再双臂后抻扩胸 4~6 次；之后左右直臂交叉同时缓慢甩动 6~8 次。

第五节：与头争力

两肘屈曲，两手十指交叉置于头后，头用力后仰，两手同时用力给头一定的阻力，如此反复 8~10 次。

22 啤酒瓶操能帮助肩周炎康复吗？怎样练习？

咨询： 我最近总感觉左侧肩部酸沉疼痛不舒服，肩关节的功能活动也受到限制，刷牙、穿衣服都感到困难，经检查被诊断为肩周炎。听说练习啤酒瓶操能帮助肩周炎患者康复，我不太相信，不过也想试一试。麻烦您告诉我<u>啤酒瓶操能帮助肩周炎康复吗？怎样练习？</u>

解答： 啤酒瓶操是以啤酒瓶为辅助工具进行自我锻炼的一种保健体操。坚持练习啤酒瓶操确实能改善肩关节运动功能，强化肩胛部肌肉，缓解肩部酸沉疼痛不适等症状，帮助肩周炎患者康复。练习啤酒瓶操时，通常先用空瓶练习，然后根据肩周炎患者自己的具体情况，逐渐往瓶内增加内容物（如沙子等）的重量，直至重量2千克左右。啤酒瓶操的具体练习方法分以下五节。

第一节：强化肩部外旋肌肉

预备姿势：侧卧位，健侧手扶床，患侧手握瓶口端，肘关节屈曲成90°于腰际部下垂，虎口向上。

动作：①手握瓶口，保持肘关节屈曲90°沿腰际上举，以强化肩部外旋肌肉。②还原成预备姿势。上述动作重复8~10次。

第二节：强化肩部内旋肌肉

预备姿势：仰卧位，患侧手握瓶口端，肘关节屈曲成90°，虎口向上。

动作：①手握瓶口，保持肘关节屈曲 90° 往胸前摆动，强化肩部内旋肌肉；②还原成预备姿势。上述动作重复 8~10 次。

第三节：强化肩部后伸肌肉

预备姿势：俯卧位，患侧手握瓶口端，虎口向下。

动作：①握瓶口的手保持伸肘状态向背后上举，坚持 3 秒钟，以强化肩部后伸肌肉。②还原成预备时的姿势。上述动作重复 8~10 次。

第四节：强化肩部外展肌肉

预备姿势：分腿站立，患侧手握瓶口端，自然下垂。

动作：①握瓶的手在伸肘状态下侧举，以使患侧上肢保持外展水平位，坚持 3 秒钟，以强化肩部外展肌肉。②还原成预备时的姿势。上述动作重复 8~10 次。

第五节：强化肩部屈曲肌肉

预备姿势：分腿站立，患侧手握瓶口端，自然下垂。

动作：①握瓶的手在伸肘状态下前举，以使患侧上肢保持屈曲水平位，坚持 3 秒钟，以强化肩部屈曲肌肉。②还原成预备时的姿势。上述动作重复 8~10 次。

23 肩周炎患者怎样练习颈肩保健操？

咨询： 我们单位的吴师傅，去年曾患肩周炎，一粒药没有吃，也没针灸、理疗过，是练习颈肩保健操调养好的。我爱人最近总感觉右侧肩部疼痛不舒服，医生说是肩周炎，也想练习颈肩保健操，但不清楚练习方法。我想了解一下：肩周炎患者怎样练习颈肩保健操？

解答： 颈肩保健操方法简单易学，不受场地的限制，坚持练习能消除颈肩部酸沉疼痛不适等症状，改善颈肩部的运动功能，帮助肩周炎患者顺利康复，所以深受肩周炎患者欢迎。颈肩保健操分预备式、四面侧颈、地上寻珠、天上望月、转颈牵颈、双手托天、搭手转肩共七节，下面是其具体练习方法。

第一节：预备式

两脚分开站立，距离与肩同宽，全身放松，两臂自然下垂，双手伸直，掌心向内，两眼平视前方。

第二节：四面屈颈

先头颈向前向下低垂，尽可能将下颌抵至胸骨上凹，并使头颈缓缓回到预备位；之后头颈尽量向后仰，再缓缓回到预备位；继而头颈向左侧屈到最大限度，并缓缓回到预备位；接着头颈向右侧侧屈到最大限度，并缓缓回到预备位。按上述方法，反复4~6次。

第三节：地上寻珠

先头颈缓缓向左肩方向转动，转至左后下方最大极限，双眼向左后下方看地上，直至颈肩部有酸胀感，再头颈放松缓缓转回预备位；之后头颈缓缓向右肩方向转动，按上述方法向右后下方做相同的动作。如此反复4~6次。

第四节：天上望月

头颈缓缓向左肩方向转动，转至左后上方最大限度，双眼向左后上方看天空，直至颈肩部有酸胀感，再头颈放松缓缓转回预备位；之后头颈缓缓向右肩方向转动，按上述方法向右后上方做相同的动作。如此反复4~6次。

第五节：转颈牵颈

头颈先缓慢地用力均匀地向左转5圈，再向右转5圈，如此反复2~3次；之后两手十指交叉抱头后部，使劲将颈部往前拔，坚持5~8秒钟，如此反复3~5次。

第六节：双手托天

双手由体侧缓慢移至胸前，再把双手十指交叉置于小腹前，掌心向内，逐渐把交叉的双手掌心向上平托胸前，肘关节与手掌平直；接着双手心由内向外翻转，双手掌心向上尽力伸，两臂伸直，双手托于头顶上方，头颈尽量后仰，双眼上看天空；然后双手分开侧举与肩平高，再两臂缓慢而下，还原成预备姿势。如上所述，反复4~6次。

第七节：搭手转肩

将右手从右肩上方伸向左背侧，左手从腰背侧伸向右肩上方，掌心向外，双手手指相对搭（如果手指搭不到时也要将双手指尖尽力伸向相对方向），接着在下肢保持平行站立的同时，缓缓将腰、肩、头颈向左后侧转动，双眼看向身体后方，转至最大限度后，稍停片刻，再逐渐放松还原成预备姿势；之后将左手从左肩上方伸向右背侧，按上述方法向右做相似的动作。反复进行 4~6 次。

24 怎样运用旋肩拍背甩手结合锻炼法缓解肩部酸痛不适？

咨询： 我最近总感觉右侧肩部酸沉疼痛，刷牙、举手都感到困难，经检查被诊断为肩周炎。医生建议在针灸治疗的同时配合旋肩拍背甩手结合锻炼法。我是第一次听说旋肩拍背甩手结合锻炼法，请您给我介绍一下：怎样运用旋肩拍背甩手结合锻炼法缓解肩部酸痛不适？

解答： 肩周炎的运动疗法应以活动肩部为重点，旋肩拍背甩手结合锻炼法就是集旋肩、捞物、摸墙、展翅、拍肩、悬臂、持棍、甩手于一体，以活动颈肩为重点的运动疗法。坚持练习旋肩拍背甩手结合锻炼法，能缓解肩背部酸沉疼痛不适，改善肩关节运动功能，促使肩周炎患者顺利康复。肩周炎患者可选择其中的一个动作进行练习，也可整套动作全做，通常每日早晚各练习 1 次，只要坚持锻炼，注意肩部保暖，相信肩周炎定可逐渐康复。下面是其练习方法。

（1）旋肩：两脚分开站立，距离与肩同宽，上身向前弯，使垂下的前臂做顺时针和逆时针方向的旋肩运动，旋转范围由小到大。每次做 50~100 遍。

（2）捞物：两脚分开站立，距离与肩同宽，上身向前弯，两臂向下做捞物的动作。每次做 30~50 遍。

（3）摸墙：患者患侧肩对墙，两脚并立，上体正直，距离墙 70 厘米左右，患侧上肢稍屈外展上举，患手扶墙，食指贴于墙上，由下向上摸，尽可能伸到最高点为止，然后放下手。每次做 20~30 遍。

（4）展翅：两脚分开站立，距离与肩同宽，两手十指交叉按颈部，两肘尽量向后活动，如鸟展翅。每次做 30~50 遍。

（5）拍肩：两脚分开站立，距离与肩同宽，先用右手手掌拍击左肩，同时用左手手背拍击右背部；接着用左手手掌拍击右肩，同时用右手手背拍击左背部。每次做 30~50 遍。

（6）悬臂：两手紧握齐腰高的横杠，然后缓慢下蹲，使手臂呈悬吊状，下蹲到肩部出现明显疼痛时站起。每次做 10~15 分钟。

（7）持棍：两手持棍，做平举、上举和左右移动等动作。每次做 50~100 遍。

（8）甩手：自然站立，全身放松，两脚开立与肩同宽，两臂自然下垂，掌心向内。甩手时要注意腰腿的重心，重心在下，两膝微屈，两臂伸直，前后用力来回摆动，前摆时两臂和身体垂直线不要超过 60°，后摆时不要超过 30°，通常摆至身体发热、温暖、出微汗为佳。每日早晚各甩手 1 次，每次摆动 200~500 遍。

25 怎样运用肩周炎自我锻炼法
调养肩周炎？

咨询： 我最近总感觉左侧肩背部酸沉疼痛，经检查被诊断为肩周炎。医生建议我针灸治疗一个疗程，同时可配合肩周炎自我锻炼法进行调养，以提高疗效，但具体怎么练习肩周炎自我锻炼法医生没有说清楚。我要咨询的是：**怎样运用肩周炎自我锻炼法调养肩周炎？**

解答： 肩周炎自我锻炼法包括屈肘甩手、手指爬墙、体后拉手、展臂站立、后伸摸棘、擦额、头枕双手以及旋肩 8 个动作，其方法简单易行，坚持练习对肩周炎的康复大有帮助，下面是具体练习方法。

（1）屈肘甩手：背部靠墙站立，或仰卧在床上，上臂贴身、屈肘，以肘尖作为支点，进行外旋活动。

（2）手指爬墙：面对墙壁站立，用患侧手指沿墙缓缓向上爬动，使上肢尽量高举到最大限度，在墙上作一记号，然后再徐徐向下回原处，反复进行，逐渐增加高度。

（3）体后拉手：自然站立，在患侧上肢内旋并向后伸的姿势下，健侧手在体后拉患侧手或腕部，逐步拉向健侧并向上牵拉。

（4）展臂站立：站立位，上肢自然下垂，双臂伸直，手心向下缓缓外展，向上用力抬起，到最大限度后停 10 秒钟，然后回原处，反复进行。

（5）后伸摸棘：自然站立，在患侧上肢内旋并向后伸的姿势下，屈肘、屈腕，中指指腹触摸脊柱棘突，由下逐渐向上至最大限度后停住不动，1分钟后再缓缓向下回原处，反复进行，逐渐增加高度。

（6）擦额：站立位或仰卧位，患侧肘屈曲，前臂向前向上并旋前（掌心向上），尽量用肘部擦额部，即擦汗动作。

（7）头枕双手：仰卧位，两手十指交叉，掌心向上，放在头后部（枕部），先使两肘尽量内收，然后再尽量外展。

（8）旋肩：站立位，患肢自然下垂，肘部伸直，患臂由前向上向后划圈，幅度由小到大，反复数遍。

26 健身球运动对肩周炎的康复有帮助吗？

咨询： 我今年47岁，最近总感觉左侧肩部疼痛不舒服，肩关节的功能活动也受到限制，经检查被诊断为肩周炎。我知道运动锻炼的重要性，听说健身球运动有助于肩周炎的治疗康复，不过我对这种说法是将信将疑。麻烦您告诉我：**健身球运动对肩周炎的康复有帮助吗？**

解答： 这里首先告诉您，健身球运动确实对肩周炎的康复有所帮助。健身球又称鸳鸯球、铁球，素有"掌上明珠"之称，是我国宝贵的文化遗产，至今已有500多年的历史。健身球运动具有活动时不受时间、场地的限制，简便易学，无不良后果等特点，是深受群众欢迎的传统健身项目。早在清代，健身球运动就开始传到东南亚，受到当地华侨和外国朋友的喜爱。近年来，随着国际交往日益增多，健身球运动逐渐传入日本、美国、英国、法国、德国等许多国家和地区，成为行之有效的祛病强身方法，被誉为"东方健身之瑰宝"，对高血压、冠心病、神经衰弱、失眠、颈肩腰腿痛等多种病症有一定的辅助治疗作用，也是肩周炎患者较常用的运动康复手段。

目前市售健身球有铁质、石质、不锈钢等品种，其规格分为大、中、小三种，通常可根据练习者手掌大小、力量的强弱等因素选择健身球，男性可选用大号或中号，女性可选用中号或小号。健身球主要用手掌旋转，所以也称之为掌旋球。肩周炎患者可采用顺旋转、逆旋转、跳转等多种方法进行锻炼，各种旋转方法都有助于松解肩关节粘连，缓解肩部酸沉疼痛不适，增加肌肉伸展性，促进新陈代谢，帮助肩周炎患者顺利康复。

27 肩周炎患者如何练习健身球体操？

咨询：我们单位的周师傅前年曾患肩周炎，是通过坚持练习健身球体操调养好的。我最近总感觉左侧肩背部酸沉疼痛，肩关节的功能活动也受到限制，经检查被诊断为肩周炎。我准备练习健身球体操，但不知道具体练习方法。请问：肩周炎患者如何练习健身球体操？

解答： 健身球体操有多种，适合于肩周炎患者练习的健身球体操分前后摆摆臂运动、前交叉侧摆运动、后交叉侧摆运动、双臂肩绕环运动共 4 节。下面是具体练习方法。

第一节：前后摆摆臂运动

预备姿势：分腿站立，距离与肩同宽，两肩放松，两手握健身球自然下垂于体侧。

动作：右臂前摆至前下方 45°，同时左臂后摆至后下方 45°。上述动作为 1 拍，然后左右交换方向，再进行 1 拍。重复连续做 8 个 8 拍。

第二节：前交叉侧摆运动

预备姿势：分腿站立，距离与肩同宽，两肩放松，两手握健身球于体前交叉。

动作：两臂侧摆至水平位，然后恢复到体前交叉姿势。上述动作为 1 拍，重复连续做 8 个 8 拍。

第三节：后交叉侧摆运动

预备姿势：分腿站立，距离与肩同宽，两肩放松，两手握健身球于体后交叉。

动作：两臂侧摆至水平位，然后恢复到体后交叉姿势。上述动作为 1 拍，重复连续做 8 个 8 拍。

第四节：双臂肩绕环运动

预备姿势：分腿站立，距离与肩同宽，两肩放松，伸直肘关节，两手握健身球自然下垂。

动作：首先健侧臂以肩为轴心，手握健身球由体前向上、向后、向下，连续绕环 2 圈，然后换患臂做以上绕环动作，两臂各绕环 6~12 圈。

28 肩周炎患者怎样做摆动练习？

咨询： 我今年47岁，最近总感觉右侧肩背部疼痛不舒服，今天到医院就诊，经检查被诊断为肩周炎。我听说摆动练习是肩周炎患者常用的运动疗法，对肩周炎的治疗康复大有帮助，准备练习一段时间，还不清楚具体练习方法。我要问的是：**肩周炎患者怎样做摆动练习？**

解答： 摆动练习是肩周炎患者较常用的运动疗法之一，在国外较为盛行，有不少医生认为，即使在急性期，也应早期或立即开始作摆动练习，以防止肩肱关节的挛缩。摆动练习分持重松弛、前后摆动、左右摆动、旋转摆动4节，一般来说，重物选择在2.5千克较为合适，肩关节松弛的效果也较好。肩周炎患者在家进行摆动练习时，可选用熨斗等替代重物。由于惯性，进行摆动练习时膝关节可稍稍弯曲，随着肩关节活动而进行有节奏的摆动，以保持平衡。练习的时间开始可短一些，通常每一动作练习1分钟左右，之后根据情况逐渐延长练习的时间，切勿操之过急。下面是摆动练习的具体方法。

第一节：持重松弛

预备姿势：分腿站立，健侧手扶住椅子或桌子，身体前倾90°，患侧手抓住重物，腕关节完全放松。

动作：利用患肩的向上耸肩运动，将重物上提。该动作重复16~20次。

第二节：前后摆动

预备姿势：分腿站立，健侧手扶住椅子或桌子，身体前倾90°，患侧手抓住重物，腕关节完全放松。

动作：手持重物进行有节奏地前后摆动，利用反作用力使摆动逐渐由小到大。该动作重复 16~20 次。

第三节：左右摆动

预备姿势：两脚并拢，健侧手扶住椅子或桌子，身体前倾90°，患侧手抓住重物，腕关节完全放松。

动作：手持重物进行有节奏地左右摆动，注意肩不用力，摆动范围逐渐由小到大。该动作重复 16~20 次。

第四节：旋转摆动

预备姿势：两脚并拢，健侧手扶住椅子或桌子，身体前倾90°，患侧手抓住重物，腕关节完全放松。

动作：手持重物由左往右或由右往左旋转摆动，摆动圆周逐渐由小到大。该动作重复 16~20 次。

29 肩周炎患者扩大肩关节活动度的方法有哪些？

咨询： 我最近总感觉左侧肩部疼痛，肩关节的功能活动也受到限制，经检查被诊断为肩周炎。我听说治疗肩周炎不但要缓解疼痛，还需要采取适当的措施扩大肩关节的活动度，以逐渐恢复肩关节正常运动功能。我要问的是：肩周炎患者扩大肩关节活动度的方法有哪些？

解答： 扩大肩关节活动度是肩周炎患者运动锻炼的一个重要方面。肩周炎患者扩大肩关节活动度的运动锻炼方法较多，患者可根据自身肩关节活动功能障碍的方向有选择地进行。其具体练习方法如下。

（1）训练侧上举的方法：训练侧上举的方法有肋木运动和滑轮吊环运动。①肋木运动：患者患肩对着肋木，患侧上肢屈肘，手握肋木，双腿缓慢屈曲下蹲，稍停顿后，起立，还原。反复10~20次。②滑轮吊环运动：患者双手分别握着系于滑轮上的吊环，两臂外展伸直，健侧上肢上下拉动吊环，使患侧肩关节做侧上举的运动。反复10~20次。

（2）训练前上举的方法：训练前上举的方法有棍棒运动和爬梯运动等。①棍棒运动：患者双手握体操棍，两手间距比肩稍宽，以健侧上肢带动患侧肢体前上举，稍停顿后，还原。反复10~20次。②爬梯运动：患者患侧肩关节面对运动梯，患侧肩前上举，以手指逐级攀爬阶梯。反复10~20次。

（3）训练后上举的方法：训练后上举的方法有肋木运动和棍棒运动。①肋木运动：患者背向肋木，双手手心向上握住肋木，屈膝缓慢下蹲，稍停顿后，起立，还原。反复10~20次。②棍棒运动：患者两手将体操棒下垂置于体后，健侧手在上（臂弯曲），手的虎口向下握棒，患侧手在下（屈肘），手的虎口向上握棒。健侧逐渐伸直，用手将棒向上拉患侧手，还原。反复10~20次。

（4）训练复合动作的方法：训练复合动作的方法有火棒摆动运动以及利用肩关节旋转活动器和划船器进行练习等。①火棒摆动运动：患者双手各持一火棒，交替作前上及后上摆动，以增强前上举和后上举的摆动能力。反复交替10~20次。②利用肩关节旋转活动器和划船器进行练习：患者利用肩关节旋转活动器和划船器，在不施加或略增加阻力的情况下进行肩关节的环转运动。这种环转运动次数可略多一些，时间可略长一些。

30 肩周炎患者增强肩胛部肌肉力量的练习方法有哪些？

咨询： 我最近总感觉左侧肩背部酸沉疼痛，经检查被诊断为肩周炎。听说在肩周炎的康复过程中，肩胛部肌肉力量的恢复和加强是十分重要的环节，运动锻炼是增加肩胛部肌肉力量的必由之路。麻烦您给我讲一讲：**肩周炎患者增强肩胛部肌肉力量的练习方法有哪些？**

解答： 的确像您听说的那样，在肩周炎的康复过程中，肩胛部肌肉力量的恢复和加强是十分重要的环节，而肌肉力量的恢复靠药物治疗来解决是不太可能的，只有通过运动锻炼才能实现，运动锻炼是增加肩胛部肌肉力量的必由之路。肩周炎患者增加肩胛部肌肉力量的练习方法有以下几种。

（1）利用拉力器进行练习：肩周炎患者可以利用墙拉力器或可调节阻力的肩拉力器进行增加肩胛部肌肉力量的练习。根据锻炼的要求，可采取面向拉力器顺手拉，背向拉力器反手拉，向上拉，也可水平方向拉或外展、内收等各方向拉的方式进行练习，并逐渐增加拉的阻力，以锻炼肩胛部肌肉。

（2）利用肩关节旋转活动器和划船器进行练习：患者将肩

关节旋转活动器和划船器适当调节至一定的阻力后，进行肩关节的环转运动，通过这两种器械的练习，肩关节各个运动方向上的肌群的肌肉力量可以得到增强。

（3）利用实心球进行练习：患者可选择重量适中的实心球，双手抱球，以健侧上肢的力量带动患侧上肢进行前上举及侧上举运动。

（4）利用松紧带圈进行练习：将一条长度2倍于患者肩宽的宽边松紧带制成1个松紧带圈，套于患者两上肢腕关节处，患者双手握拳，双肘关节屈曲成90°，利用肩关节外展的力量拉开松紧带圈，并在此基础上进行双肩的外旋运动。

31 有助于肩周炎患者康复的简单运动方法有哪些？

咨询：我患有肩周炎，不仅肩部酸沉疼痛，肩关节的功能活动也受到限制，正在针灸治疗。我知道肩周炎患者应重视运动锻炼，听说有一些简单的运动锻炼方法就有助于肩周炎患者的康复，我想试一试。请您告诉我：有助于肩周炎患者康复的简单运动方法有哪些？

解答：适合肩周炎的运动锻炼方法较多，下列方法简单易行，通过这些简单运动方法，可促进肩关节部位血液循环，改善局部营养供应，缓解挛缩的肌肉，分离粘连的组织，增加肩关节的活动幅度，促进肩周炎患者康复。肩周炎患者可酌情选做其中的几节，也可全部做，只要坚持练习，定能收到满意的疗效。

（1）甩手：站立位，两脚分开与肩同宽，两臂轻轻前后甩手摆动，并逐渐增加摆动的幅度。每天早晚各做1次，每次50~100下。

（2）捞物：站立位，两脚分开与肩同宽，上身前弯，患侧前臂向下做捞物动作。每天早晚各做1次，每次30~50下。

（3）划圆圈：站立位，两脚分开与肩同宽，身体不动，两臂分别由前向后划圆圈，划动范围由小到大。每天2次，每次20~30下。

（4）摸墙：站在墙根，患侧手扶住墙，由低向高摸，直摸到最高点不能再向上摸为止，然后把手放下，如此反复练习。每天2次，每次50~100下。

（5）耸肩：坐位或站立位均可，肘关节屈曲成90°，两肩耸动，由弱到强。每天2次，每次50~100下。

（6）摸高：以树枝或屋内悬吊物为标志，用患侧手臂尽量向上摸，并逐渐增加摸的高度。每天2次，每次50~100下。

（7）冲天炮：站立位或坐位均可，两手互握拳，先放在头顶上方，然后逐渐伸直两臂，使两手向头顶上方伸展，直到最大限度。每天2次，每次30~50下。

（8）展翅：站立位，两脚分开与肩同宽，两臂伸直向两侧抬起（外展），使之与身体成90°，两臂展开后停5~10秒钟再放下。每天做30~50次。

（9）摸颈：站立位或坐位均可，两手交替，摸颈的后部。每天2次，每次50~100下。

32 游泳和水中运动对肩周炎患者有好处吗？

咨询： 我患肩周炎已有一段时间，总感觉左侧肩部疼痛不舒服，正在针灸治疗。自从患病后我特别关注有关肩周炎的防治知识，从网上看到游泳和水中运动对肩周炎患者也有好处，对这种说法我是将信将疑。我要问的是：**游泳和水中运动对肩周炎患者有好处吗？**

解答： 这里首先告诉您，游泳和水中运动确实对肩周炎患者有好处。游泳是四肢用力克服水的阻力做主动运动的一项体育活动。在游泳过程中，肩关节的活动较多，运动量也较大，因此是肩周炎患者康复的一种极好的运动方法。除了各种各样的游泳场馆、海滨浴场外，现代化医院内也有室内游泳池设备专供患者做水中运动。水的浮力能使运动功能受限的肩周炎患者的活动变得容易些，所以对于粘连较重的肩周炎冻结期患者，游泳和水中运动是一种较好的调治方法。需要说明的是，游泳应在保证安全的前提下进行。

开始时，由于患肩的活动障碍较为明显，可先进行手臂不出水的仰泳。仰泳时患者仰浮在水面上，双腿蹬水并内收以向前游动，两臂稍动以维持平衡，但不出水。等肩关节活动有所改善后，可开始反蛙泳或仰泳，患者仰浮水面，两腿动作同上，两臂举出水面再划水，保持平衡前进；或反爬泳式仰泳，患者仰浮水面，两腿交互踢水，两臂交替举出水面，再入水、划水，均以肩关节为轴，平衡前进。在肩关节活动程度有较大改善后，患者可用常用的泳式，如侧泳、蛙泳、爬泳、蝶泳等，在水面上完成抡臂运动。每一个循环动作时，上肢一定要划一个圈，不过圈的大小可根据个人情况而不同。一般按以上计划坚持锻炼1~2个月，肩周炎患者的肩关节活动就可大致恢复正常。

在医院内，尚可对肩周炎患者进行温水中运动。利用温热效应有助于缓解肩周部软组织的痉挛，减轻肩周炎患者肩部酸沉疼痛不适等症状。水的浮力使患者易于完成动作，尤其是疼痛症状明显的肩周炎患者，温水中运动效果更佳。

33 热水浴的作用有哪些？肩周炎患者怎样进行热水浴？

咨询：我今年54岁，最近总感觉左侧肩背部酸沉疼痛，肩关节的功能活动也受到限制，经检查被诊断为肩周炎，正在服药治疗。听说热水浴有助于调养肩周炎，缓解肩背部酸沉疼痛，我想进一步了解一下。请您告诉我：热水浴的作用有哪些？肩周炎患者怎样进行热水浴？

解答：热水浴是人们清洁身体、放松精神、消除疲劳的常用方法。常言说睡前沐浴睡更香，忙碌了一天的人们，晚睡前在热水里泡一泡，洗个热水澡，在享受惬意的同时也带走了一天的疲劳，有助于消除肢体的酸痛不适等，也是肩周炎患者缓解肩背部酸沉疼痛等症状的有效方法。

热水沐浴好处很多。首先，热水沐浴可以祛除汗污油脂和洁净皮肤，降低皮肤感染疾病的机会，有利于皮肤的健康。其次，热水沐浴可加速血液循环，有活血通络、舒筋止痛等作用，一些有关节肌肉酸痛或某些慢性疾病的患者，通过热水沐浴按摩及关节的活动，可使血脉通畅，减轻病痛。再次，沐浴能消除疲劳，有助于睡眠。沐浴时全身放松，肌肉及精神上的紧张得以松弛，尤其是晚上睡觉前在热水中冲一冲或泡一泡，可以消除一天的疲劳，使人轻松入睡。

热水沐浴有不少好处，但洗浴的方式应得当。如在热水中冲泡时间太长，会使血液大量集中于体表，影响内脏供血和其他功能，反使人产生疲劳甚至虚脱；水温太热会使皮肤水分流失，令皮肤干燥易于老化；饭前饥饿时进行热水浴容易造成体位性低血压、大脑缺氧而引起头晕心悸等。一般认为，肩周炎患者热水浴的水温以38~40℃为宜，可将热水倒入浴缸中浸泡洗浴，也可用热水冲淋患侧肩部以达到迅速减轻酸麻沉痛等症状的目的。热水洗浴的时间应灵活掌握，浸泡洗浴的时间宜长些，而冲淋的时间可少短些，通常控制在10~30分钟。浴后要及时擦干身上的水分，防止受凉感冒，并适当喝些淡盐水、果汁饮料等，以补充水分和维生素。

34 温泉浴调养肩周炎有何作用?

咨询: 我生活在著名的温泉之乡河南省鲁山县,我们这里运用温泉浴调养慢性病很是普遍。我知道温泉浴调养肩周炎的效果很好,豫北的老舅来看望我母亲,我准备让他运用温泉浴调养一下肩周炎,想先了解一下这方面的知识。请问:温泉浴调养肩周炎有何作用?

解答: 温泉浴是应用天然的温泉水浸浴或淋浴身体,以达到养生保健、防治疾病目的的一种独特防病治病手段。温泉的保健疗养作用是众所周知的,温泉是大自然赋予人类的健康之泉。我国的温泉资源非常丰富,全国各地已发现的具有较好治疗保健作用的温泉达三千多处,其中较著名的就有数百处,如辽宁的汤岗子、陕西的华清池、北京的汤山、黑龙江的五大连池等。

大量实践证明,温泉浴对肩周炎有肯定的治疗效果。温泉浴对肩周炎的治疗作用是综合的,这当中既有温热的刺激作用,又有化学成分等的作用。不同温度对机体有着不同的作用,温度相差的越大则刺激性越强,低温浴(低于34℃)有促进肾上腺能的效应,可兴奋交感神经,使皮肤血管收缩;平衡温浴(36℃)对机体的刺激性最小,对心血管和呼吸系统影响不大,对神经系统有明显的镇静作用,并可促进运动系统功能康复;温热浴(37~39℃)能兴奋副交感神经系统,使血管扩张、血流加快,基础代谢旺盛,循环血量增加等,能减轻肩背部酸沉麻木疼痛不适等。泉水中化学成分的刺激作用是温泉浴所特有的作用，其中的阴阳离子、游离气体、微量元素及放射性物质可通过刺激体表及体内感受器官，改善中枢神经系统的功能，具有镇静、镇痛作用，能引起皮肤毛细血管扩张、潮红充血，加速血液循环，缓解神经性疼痛，对于防治肩周炎有较好的疗效。泉水中的浮应力高于平常淡水，其所产生的浸浴效果与淡水大不一样。在矿化度比较高的矿泉中浸浴时，运动器官的负担显著减轻，四肢活动比较容易，神经痛、关节及软组织病变所引起的关节运动障碍者，在温泉水中练习运动则可以减轻其障碍程度；温热矿泉浴可提高迷走神经的张力，使肌肉张力和能量代谢下降，而缓解痉挛和疼痛。泉水浮应力的作用有助于肩关节功能的恢复，能减轻肩周炎患者肩背部酸麻沉痛等症状。另外，水面以下对机体所施加的应压力可起到按摩的作用，能疏通经络，流畅气血，对缓解肩背部酸麻沉痛也大有好处。

中医学认为，温泉水能调和营卫，调整阴阳，具有温通经络、驱散寒邪、疏畅气血、缓解疼痛等作用，用于调治肩周炎患者是适宜的。

35 肩周炎患者怎样进行温泉浴？

咨询：我患有肩周炎，不仅左侧肩部酸沉疼痛，肩关节的功能活动也受到限制。我从报纸上看到温泉浴能缓解肩周炎引起的肩部酸沉疼痛，恢复肩关节正常运动功能。正好我们这里有温泉度假村，我准备用温泉浴调养肩周炎。我想知道：<u>肩周炎患者怎样进行温泉浴？</u>

解答：温泉浴确实能调养肩周炎，缓解肩周炎引起的肩部酸沉疼痛，恢复肩关节正常运动功能。温泉浴的方法是多种多样的，肩周炎患者可根据具体情况选择浸浴、淋浴或泳浴。浸浴时患者仰卧或坐在浴缸或浴池中，水温控制在 35~40℃，每次浸浴 10~30 分钟。淋浴时一般使用多孔淋浴喷头对准患侧肩背部进行淋浴，水温控制在 37~41℃，每次淋浴 5~10 分钟。泳浴通常在温泉附近专设的调控在一定水温的矿泉泳池中进行，水温在 30~35℃，泳浴的时间因人而异，开始时以 5~10 分钟为宜，以后根据身体情况略为延长。

除通常的浸浴、淋浴及泳浴外，尚可采用波浪浴、漩涡浴、浴中加压喷注、水下按摩等方法进行治疗。波浪浴和漩涡浴是利用人工或机械方法使浴池中的水不断地发生规则或不规则的波动，以增强对机体的机械刺激，有利于上、下肢活动受限者的治疗。浴中加压喷注法是在浸浴的同时，用水枪从水下向患部喷射加压的热矿泉水，水枪距离患者约 5~20 厘米，并可根据耐受程度加以调节，以产生轻快感和轻度压迫感为宜，此法有刺激、按摩作用，可改善患者血液和淋巴液循环，加强神经、肌肉营养和止痛。水下按摩则是在温泉浴的同时对患部施行一定的手法，以增强治疗效果。以上温泉浴对肩周炎的康复均有一定的疗效，用法是每次浸浴 20~30 分钟，每日 1 次，15~30 次为 1 个疗程。

应当注意的是，温泉浴应在医生的指导下进行，要根据病情的需要选择合适的温泉和浸浴方式，严防有温泉治疗禁忌证的患者进行温泉治疗。肩周炎患者伴有严重心脏病、肾功能衰竭、水肿、出血性疾病、感染性疾病，以及体质极度虚弱者，均不宜进行温泉浴。空腹或饱腹时皆不宜进行温泉浴，通常在饭后 1~2 小时进行温泉浴。要掌握好泉水的温度，根据病情的需要进行调整，防止过热或过凉。温泉浴的时间可根据情况灵活掌握，以患者感到合适为度。另外，浴前应做好准备活动，先用泉水淋湿全身，使身体适应后再入浴。浴后要及时擦干身上的水分，防止受凉感冒，并适当喝些淡盐水、果汁饮料等，以补充水分和维生素。